中华医学会妇产科学会主任委员
北京协和医院妇产科名誉主任
郎景和院士为本书提字

仅仅做个好医生，还不是一个好医生。
好医生要做的还很多，比如人文关怀，神圣宣扬。

郎景和

女性身体的真相

主　编： 金　涛　马　超

副主编： 王　悦　刘凤林　陆菁菁　钱　军

编　委： （按照姓氏笔画排序）

马　宁　王颖轶　史丽丽　刘继海　李　丽

李　玥　李乃适　李晗歌　肖丹华　张美娟

茅　枫　林国乐　房柔好　赵　栋　顾　宇

徐红梅　高　颖　郭　潇　谈伟强　黄晓明

龚晓明　康　琳　惠轶群　舒　珊　戴荣平

编写秘书： （按照姓氏笔画排序）

王宇晨　吕晓虹　张志宇　陈　楝　贾梓淇

徐　菁　高学敏

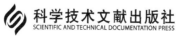

科学技术文献出版社
SCIENTIFIC AND TECHNICAL DOCUMENTATION PRESS

·北京·

图书在版编目（CIP）数据

女性身体的真相 / 金涛，马超主编. —北京：科学技术文献出版社，2020.7（2022.6重印）

ISBN 978-7-5189-6257-0

Ⅰ.①女…　Ⅱ.①金…　②马…　Ⅲ.①女性—保健—基本知识　Ⅳ.①R161

中国版本图书馆 CIP 数据核字（2019）第 264593 号

女性身体的真相

策划编辑: 王黛君　责任编辑: 王黛君　宋嘉婧　责任校对: 王瑞瑞　责任出版: 张志平

出　版　者	科学技术文献出版社	
地　　　址	北京市复兴路15号　邮编　100038	
编　务　部	（010）58882938，58882087（传真）	
发　行　部	（010）58882868，58882870（传真）	
邮　购　部	（010）58882873	
官 方 网 址	www.stdp.com.cn	
发　行　者	科学技术文献出版社发行　全国各地新华书店经销	
印　刷　者	北京虎彩文化传播有限公司	
版　　　次	2020 年 7 月第 1 版　2022 年 6 月第 2 次印刷	
开　　　本	880 × 1230　1/32	
字　　　数	195千	
印　　　张	9	
书　　　号	ISBN 978-7-5189-6257-0	
定　　　价	49.80元	

序

冰心曾说："世界上若没有女人，这世界至少要失去十分之五的真，十分之六的善，十分之七的美。"自有人类文明以来，女性天然具有多重身份，寄托着母爱、关怀、团聚等精神慰藉，坚忍、勤劳、善良等高贵品格，以及温柔、贤淑、优雅等美好形象。从生理学角度看，女性与男性相比，进入青春期发育更早，对寒冷、饥饿、疼痛、缺血的忍耐程度更高，寿命也略长。在医学领域中专门设置了妇产科专业，并非因为女性更容易生病，而是由于承担着生育后代使命的女性之健康在临床医疗和公共卫生中具备尤其重要的意义。了解女性的身体和生理特点，普及女性的健康与疾病知识，不仅对于女同胞有意义，对男同胞的家庭幸福、生活和谐也同样重要。

由北京协和医学院校友自发组成的"东单九号院"健康科普微信公众号成立 2 年多来，在数十万粉丝的支持下，一直坚持公益、科学、严谨、易懂的原则，为社会大众贡献最靠谱的健康科普。公众号已经发布 200 多篇作品，每篇基本都有上万的阅读量，与北京协和医院一天的门诊量相当。其中黄晓明医生于 2018 年年初撰写的《解析重症流感——他，不是死于感冒！》一文，在微信公众平台上短短两天时间内就突破了上百万的阅读量，在惊叹当代互联网技术的"病毒式"传播速度之余，这也充分说明了社会公众对于健康问题的热切关注。健康科普的话题之热、责任之重，都是前所未有。最近我们特别整理了公众号里面广受关注和欢迎的女性健康话题，也专门添加了部分校友的其他原创作品，辑成此书。全书分为六个主题，不仅有妇产科、乳腺科、整形外科专家撰写的常见的女性健康医疗问题，也有一些在其他女性健康科普书籍中不常见的，如高血压、甲状腺功能亢进、糖尿病、过敏、中暑等内容，涵盖了女性自身及生活中密切相关的各种健康话题。这些作品全部都是协和校友专家们根据自己日常诊疗工作的经验，针对患者和家属们常见的问题和认识误区进行的创作。不论是对居家旅行、防病、健身，还是对挂号就诊、住院、康复，都能做到开卷有益。

作为"东单九号院"微信公众号出品的第二本健康科普专辑，既延续了第一本《协和人说健康》平实、靠谱、有趣的风格，也特别为女性专门设计了温馨、舒适、典雅的版面和配图，希望能给广大读者带来女性所内含的真、善、美之体验。

在此谨代表编委会全体成员，向忙碌在医疗第一线并为大家提供精彩作品的医生同仁致以崇高的敬意，向微信公众平台上热情支持、不断关注并慷慨打赏的数十万粉丝朋友致以健康的问候，也向不厌其烦反复沟通打磨成书的科学技术文献出版社编辑团队致以诚挚的感谢。祝各位健康常在、快乐常驻！

马超、金涛

目录

你知道吗?

眼霜对于血管性黑眼圈无太大意义

频繁清除面部角质会损坏皮肤屏障

毛孔粗大与油脂分泌过度有关，建议清淡饮食

过分相信"纯植物"护肤品是不对的

涂抹玻尿酸很难透皮吸收，不能持久锁水

角质层吸收水分能力有限，补水并不是越多越好

患了特应性皮炎切记要足量多次使用润肤剂

注射干细胞祛除瘢痕，可能会引起排斥反应

第一章

皮肤
女性最美的"外衣"

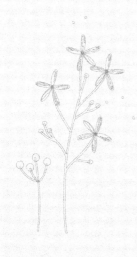

女性最常见的几种皮肤问题

李丽 🐱

大多数人的皮肤上都曾经有过小问题，这里起几个包，那里长个红片片，痒痒，除了挠也想不出来什么更好的办法。有时越来越严重，会全身都长，有时会起泡，像下大雨时，地上水坑里密集的泡泡，很恐怖，严重影响生活和工作。

下面就来讲讲哪些疾病会表现为身上起泡。

病毒感染类

● 单纯疱疹

好发在口鼻周围，或者外阴、臀部，容易复发。表现为一堆小水疱，针尖到小米粒大小，伴有瘙痒或疼痛，容易破溃。抵抗力下降时，如熬夜、长途旅行、月经前后，容易复发。一般一周即可自行好转。

● 带状疱疹

俗称"缠腰龙"，是一种冬春季节好发的常见病，多见于老年人及免疫力低下的患者，如长期服用皮质类固醇激素及免疫抑制剂患者。年轻人也可发生，如过度劳累时。皮损绝大多数都是单侧出现，极少出现双侧或者泛发的皮损，表现为一簇一簇的水疱或丘疹，大多皮损附近区域会伴有疼痛。该病很少复发，但也有少数免疫力极为低下的患者出现复发。

• 水痘

冬春季节好发于青少年，少数成年人也可出现。表现为从面部及躯干开始的小水疱，大多绿豆大小，周围有红晕，伴有明确的瘙痒。起病第一天可伴有发热。水疱很快即自行破溃，可表现为丘疹、水疱、破溃、结痂在同一个时间出现。有明确传染性，待全身所有皮损均结痂后才无传染性。

过敏反应类

• 湿疹

是一种常见的皮肤病，表现为红斑、水疱、丘疹等，皮损常对称出现，可呈现多种形态，伴有明显的瘙痒。皮损急性发作时会出现水疱、渗出。湿疹的水疱一般都比较小，但也可以出现较大水疱。

• 接触性皮炎

在外用药物不当，或者接触某些物质时，皮肤局部会出现红斑、瘙痒，严重时会出现水疱。例如，有些患者在贴膏药后局部出现跟膏药形状一致的红斑水疱，或外用某些跌打药后出现红肿水疱。也有些患者，对毛、皮、塑料、某些金属接触后出现痒、红疹等，如佩戴项链、耳环等。

●重症药疹

表现为服用某些药物，如抗生素、退烧药、中药等后全身出现红斑、水疱、大疱或者脓疱，口腔及外阴溃疡。可以伴有发热、肝功能指标升高等多种表现。

自身免疫性疾病类

●自身免疫性大疱性皮肤病

天疱疮、大疱性类天疱疮等好发于中年人、老年人，少数情况下青年人也可以出现。病程大多缓慢，早期有可能出现类似湿疹的改变，全身出现散在的红斑、糜烂、水疱。可以伴有或不伴有瘙痒。如果按湿疹治疗，长期无好转，或者同时出现眼、口腔、外阴等黏膜部位的糜烂、水疱，建议到医院行病理、免疫荧光及特异性抗体检测以确诊。还有很多疾病可以表现为皮肤上起水疱，比如，把暖水袋放在被子里，第二天有可能在接触暖水袋的部位，如小腿出现单发的水疱，无明显疼痛感觉；冷冻治疗后，局部有可能出现水疱；烫伤后没有及时处理，亦容易出现水疱。

这里仅就最常见的几种皮肤问题做了简单介绍，供各位患友参考。

作者小档案

李丽，2008年毕业于北京协和医学院，获医学博士学位。现任北京协和医院皮肤科副主任医师、北京协和医学院皮肤性病学系教学秘书。擅长大疱性皮肤病、自身免疫性皮肤病的诊治。

皮肤轻度烫伤的应急处理

房柔妤

　　国内外每年约有近1%的人口发生不同程度的烫伤，其中80%以上不需要住院治疗。合理的应急自救、家庭治疗及定期的门诊访视即可使烫伤造成的损害最小化。

　　日常生活中开水烫伤、火焰伤和厨房热器皿接触烫伤、热油溅伤等都比较常见。这类烫伤仅累及表皮和部分真皮（即Ⅱ度烧伤），受伤后局部红肿、疼痛（在温度变化时更敏感）、触痛、压之变白，24小时内可能出现渗出和水疱。发生此类烫伤不必惊慌，在施行老人们告诉你的"土办法"之前，请牢记降温三步曲：暴露、冲洗、湿敷。

暴露、冲洗和湿敷，降温三步要牢记

●暴露

　　去除伤处所有衣物、珠宝配饰（戒指、项链、手表等）、碎屑，如果发生粘连，则建议尽快就医。

●冲洗

　　用8℃以上的凉水冲洗创面，一般自来水的温度就可以；切勿直接使用冰块或冰水（会加深伤情、加重疼痛）。冲洗时间以 5 分钟为宜，以免时间过长造成伤口浸渍。冲洗的同时采用肥皂清洗可以起到清洁、抗菌的作用。如果没有冲洗条件，可尽量获取洁净的凉水浸泡患处，如瓶装饮用水等，皮肤没有破损时可浸泡 5 分钟左右，如皮肤出现破损则要缩短浸泡时间。

● 湿敷

冲洗结束后可以采用凉毛巾或湿纱布外敷创面，这样可以有效减轻疼痛，在不浸渍创面的前提下，可以进行 30 分钟的湿敷。

及时的降温处理可以有效控制损伤范围并改善创面的修复，做好以上这三件事我们的烫伤自救就成功了一大半。

方法多样的家庭治疗

后续的家庭治疗方法多种多样，传统方法如外涂牙膏、蜂蜜、碎茶渣、土豆片等都有一定的降温、消炎、止痛作用，在表皮没有大面积缺损时可以采用。但如果表皮已经坏死脱落、出现缺损或产生水疱，就应该使用抗生素软膏（如红霉素、金霉素软膏、百多邦等）预防感染，面积稍大的表皮缺损应该在医生指导下进行换药及复查。

如果没有继发感染，这些表现为红肿、疼痛、触痛、压之变白及渗出、水疱的Ⅱ度烧伤，通常在 1～3 周后愈合，愈合后可能产生色素改变，但一般不会形成瘢痕。在愈合期间，创面可能会疼痛、瘙痒，如果疼痛较重可口服布洛芬等止痛药或将患肢抬高，切记不要搔抓。

被烫伤后，什么情况下该去看医生？

1. 位于面部、生殖器、手足及其他跨越关节部位或呈环状围绕四肢的烫伤应尽快就医，以免造成毁容或功能障碍。

2. 大于自身两个手掌面积的烫伤。

3. 表皮缺损面积大于 1 平方厘米，需要医生指导换药及评估是否需要注射破伤风疫苗。

4. 被烫伤后如果局部皮肤发白、呈蜡样、痛觉不明显、毛发脱落则提示烫伤到达真皮深层，应尽快就医。

5. 如果创面持续发红、流脓或体温大于 38.0℃，则提示出现感染，应尽快就医。

6. 创面超过 3 周不愈合，或愈合后出现肥厚性瘢痕。

此外，儿童和 70 岁以上的老年人皮肤较薄，出现烫伤后的反应及预后和成人有所不同，发生烫伤还是建议降温处理后及时就医。

敲黑板

皮肤轻度烫伤，要牢记降温三部曲：暴露、冲洗、湿敷。充分暴露伤处皮肤。尽快用凉水冲洗烫伤处，以 5 分钟为宜，切忌直接使用冰块、冰水。冲洗之后，使用凉毛巾、湿纱布湿敷患处，减轻疼痛。

作者小档案

房柔妤，2015 年毕业于北京协和医学院临床医学八年制专业，获医学博士学位。现任北京协和医院皮肤科住院医师。擅长痤疮、面部皮炎、色素性疾病的治疗，皮肤外科及面部年轻化的注射治疗等。

做个美容，怎么就失明了？

戴荣平 🦋

老婆这两天在耳边叨叨："眼角怎么长皱纹了，我也去做个微整吧。"我不以为然地说："已经挺美的了，整什么整啊，整不好还会失明。"

老婆一撇嘴："别吓唬我，不就是不舍得花钱吗！"

做美容，也有可能失明？

先来听听发生在门诊的故事。

门诊来了一位美女，一脸的惊慌，旁边有美容院的工作人员陪着。

美女："本来想变得好看一点，谁知道一下子眼睛看不见了，医生您看这是怎么回事？"

美容院工作人员："我们只是给她打了一针，怎么就看不见了呢，不会是装的吧！"

做美容也能看不见！其实，这既不是天方夜谭，也不是奇闻异事，这样的报道还真是屡见不鲜。

皮下注射美容是有风险的

要弄清做美容导致失明的问题，还要从微整形说起。

微整形是利用玻尿酸、自体脂肪颗粒、肉毒毒素、"美白针"、溶脂针等材料和药物进行皮下注射，不需要开刀，就能让人变美、变年轻的医疗技术。听起来确实挺神奇的，它的确也使很多爱美的女生、男生、大妈和大叔变得更年轻、更自信。但是这么一个看似操作简单、效果明显的医疗技术却隐藏着很大的风险。

皮下注射美容的风险之一就是注射一侧的眼睛失明。导致失明最常见的操作是注射玻尿酸，其他的如注射自体脂肪颗粒、曲安奈德等也可能发生。

皮下注射美容可能阻塞血管

玻尿酸又名透明质酸，是人体真皮的组织成分之一，注射到瘢痕、脸颊、嘴唇、下巴或鼻梁等处，可以达到除皱美容的目的。而且玻尿酸有很强的锁水功能，能使皮肤丰满而富有弹性。可以想象，能够锁水的材料，肯定很黏稠，而正由于它黏稠，注射时的风险更大。

通常情况下医生或护士在皮下注射药物时会回抽针芯，看看有没有回血，以确保针头不在血管内。但由于玻尿酸很黏稠，即使针尖在血管里，回抽时往往看不到回血。这个时候如果加压注射，玻尿酸就会直接注射到血管中。当压力过大时，药物还会逆流到上一级的动脉中，如果停止加压，它又顺着血流进入下一级血管，造成血管阻塞。这就是所谓的逆流栓塞理论。其实很容易理解，就像是你乘船从支流逆流而上，到达主河道，然后又顺江而下，飘到了另一条支流中。

美容和失明又有什么联系？

接下来我们了解一下与眼部相关的血液供应。眼部的血液供应来自颈内动脉的分支眼动脉。眼动脉主要分支有两组：分布到视网膜中央动脉、睫状动脉的称为眼球组；分布到滑车上动脉、眶上动脉、鼻梁动脉、泪腺动脉和肌动脉的称为眼眶组。

与美容有关的常见部位就是鼻背、眼角和额部，这几个部位的注射有可能使药物进入鼻梁动脉、眶上动脉或滑车上动脉，进而逆流进入眼动脉，停止加压时，药物又顺流而下进入视网膜中央动脉或睫状动脉，造成不可挽回的恶果。如果注射时压力足够大，注射物甚至可能会逆流入颈动脉和脑动脉，从而导致脑栓塞和休克，表现为脑梗死、眼肌麻痹、上睑下垂、眼部剧痛、角膜水肿及皮肤坏死等。

目前这种美容导致失明的发生率还没有人进行统计，但每年都能听到几个这样的病例，尤其是在一些不正规的美容机构。更为麻烦的是，这种注射相关的动脉阻塞目前没有很好的治疗方法。

听完了这个故事，老婆的脸都白了："算了，不整了，别吓我了。"

我暗自窃喜，这就对了。除了担心确实存在的风险，其实，我还真是心疼钱。

敲黑板

玻尿酸有很强的锁水功能，能使皮肤丰满而富有弹性，但是它的材质很黏稠，皮下注射美容有阻塞血管的风险，并且这种注射造成的动脉阻塞目前没有很好的治疗方法。

作者小档案

戴荣平，2001 年毕业于北京协和医学院，获医学博士学位。现任北京协和医院眼科副主任医师、眼底病组副组长、临床药理中心主任。擅长眼底疾病，特别是糖尿病视网膜病变、老年性黄斑变性等诊断和治疗。

我不想留疤——整形术后十问答

马宁 🦊

面部外伤后或者面部手术后,很多患者总是反复询问:"医生,我这个会留疤吗?"

答案大多不能尽如人意:"会!"

接下来,我们回答一下患者朋友整形术后常见的问题。

瘢痕是如何产生的?

当我们的皮肤受伤或接受了手术治疗,人体在修复过程中的表现就是瘢痕,也就是我们常说的"疤",它是人体创伤修复过程中必然的产物。没有瘢痕就没有伤口的愈合!

我们的皮肤最外层是表皮层,表皮层会不断新生,如果只是表皮层受伤,如一般的擦伤,一般不会留下瘢痕。表皮层下面就是真皮层,真皮层受伤,就需要启动瘢痕修复过程了。所以,绝大部分的伤口,留下瘢痕在所难免。

瘢痕形成与何相关?

瘢痕形成一般与伤口张力、受伤部位、术后出血及感染相关。一般位于疏松部位(用手能够轻松捏出、皱褶的地方),与皮肤纹路平行（如剖腹产术后、甲状腺术后的伤口），以及眼睛周围的伤口，张力较小，术后瘢痕不明显。如果伤口位于胸背部、四肢，张力相对较大，瘢痕就相对明显了。另外，如果因为外伤或手术造成组织缺损，通俗地讲就是少了一块肉，那样的话，张力也会相应地增大。

如果伤口在愈合的过程中，不幸出现了伤口内出血或感染，那么需要修复的过程就相对复杂，瘢痕也就大一些。

另外，就是个人体质的问题了，皮肤白皙的患者，瘢痕轻；肤色暗沉的患者，瘢痕相对重。还有就是瘢痕疙瘩，将在最后讲解。

不用拆线就瘢痕小吗？

这是一个广泛存在的误区，不用拆线就瘢痕小吗？答案是否定的。

整形外科医生普遍共识：只有使伤口周围张力减小并对皮肤分层精细缝合，才能使瘢痕最小化。

同样的道理，如果伤口比较深，只使用"胶"粘合伤口，一般很难达到充分减小张力并分层精细缝合的目的，有时伤口还会裂开，瘢痕将有增无减。

大家可能担心的是术后伤口两边出现"蜈蚣脚"的现象，这种情况在整形外科一般比较少见，尤其是面部。因为我们在缝合最外层时，使用的是对皮肤刺激极小的尼龙线。拆线后存在蜈蚣脚也只是暂时现象，一般术后1个月内都能够消失。

换完药不包纱布，伤口会不会感染？

很多患者在换药后，甚至拆线后，表现出对纱布的依赖性。表皮生长是很快的，一般在 24 ～ 48 小时，表皮已经能够覆盖伤口表面，也就是说不会因为不包纱布而感染了。

对于浅表的伤口来说，不怕暴露，就怕闷热！当然，伤口后期的包扎也起到压迫、塑形等其他目的，所以是否包纱布，还是由医生决定吧！

有些患者害怕伤口感染，自行外用消毒药水，这种做法非常不可取，有时候还是相当危险的！如碘酒，刺激性很强，千万不要用在面部，以免造成皮损。

一般的感染都源自伤口内部，与手术部位或受伤时的环境相关。所以医生会依据情况决定患者是否使用抗生素及使用时间。患者遵医嘱就行了。自行用药或延长使用时间，没有必要！

伤口什么时候可以沾水？

一般情况下，拆线后 24 小时就可以沾水了。浅表伤口，表面清洁很重要。

一些伤口，如双眼皮，在术后第 3 天，此时还没有拆线，可以开始热敷，有助于消肿。会阴区的伤口，分泌物较多，没有拆线也可以水洗。

当然，何时洗脸、洗澡，医生会依据不同情况给出专业的建议，遵医嘱最重要。

伤口缝合后为什么会有局部隆起？

部分患者术后发现伤口有局部的隆起，或是周围有小点点或小凹陷，这是因为医生在手术时判断患者的伤口张力有点大，给患者进行了皮下减张缝合。初期伤口有隆起，是为了后期的平整。这样的伤口，一般 3 ~ 6 个月会变平整。

当然，不是所有伤口都有隆起的，医生会根据术中的情况做出相应的处理。

术后瘢痕怎么越来越大了？

瘢痕的恢复是一个缓慢的过程，可能要经历半年或更长的时间。尤其是初期的 3 个月，瘢痕有可能变红、变宽、突出皮肤表面，这都是正常的恢复过程。有些患者受伤比较严重，或者手术相对较大，恢复过程更加缓慢。

虽然伤口得到了及时、合理的处理，术后患者还需要更加耐心地等待。

在恢复过程中，还可以辅助应用一些外用药物，必要时选择激光治疗，加速恢复过程。

众多药物，如何选择？

随着大家对于"面子"问题越来越重视，市场上所谓的"疤痕灵""除疤膏"等层出不穷。我们要告诉大家的是：

1. 没有口服的抗瘢痕药物！完全去除瘢痕不可能！各种药物只能起到辅助作用，注意是"药物"，而不是护肤品、化妆品。

2. 外用药物应该在伤口愈合之后尽早使用。待伤口拆线后痂皮完全去除（一般拆线后 1 周内），可先用 3 个月，视情况可再用 3 个月。外用药物一般只需用 3 ~ 6 个月，超过半年还用外用药物治疗瘢痕，白花钱！

3. 常用的抗瘢痕药物，包括涂抹型和贴片型的产品，主要成分为硅凝胶，不同厂家商品名称不同，只认准有效成分即可。

4. 如果伤口部位平坦（如额头、下巴、面颊），可使用含药物贴片；反之，口周、眼周部位可使用涂抹类药物。小于 3 岁的患者，如果不能配合，可以不用，尤其是在孩子的眼周用药，如药物误入眼睛，很可能会引起角膜炎，得不偿失！

5. 涂抹型产品，仅需薄薄一层，可辅以适当按摩，干燥之后会形成保护膜。外层可继续常规涂抹防晒霜、化妆品等。贴片类产品，应根据瘢痕大小来进行裁剪。待伤口清洗干净并干燥后，将贴片覆盖在瘢痕之上。每一个小贴片可以反复使用，没有黏性再换用新的小贴片。

伤口不怕暴露，怕什么？

刚刚说了伤口不怕暴露，那我们就出去尽情地"放飞"伤口吧。错！错！错！

1. 伤口一般不怕吹风，但怕日晒，刚愈合的伤口很娇嫩，需要小心防护。术后需要防晒 3 ~ 6 月，避免长时间强烈阳光直射，外出建议戴帽子、口罩及使用防晒霜。否则容易色素沉着，就是局部变黑。一旦形成，很难去除。海边度假、日光浴等，还是等等再说吧。

就算没有伤口，我们日常也应该注意防晒，皮肤"光老化"后不可逆！青春容颜，一晒不复返！

2. 至于术后饮食问题，酱油受了很大的冤屈，伤口色素沉着与其无关！

还有患者关心的"发物"问题，西医中没有这个明确的概念，一般整形手术后做到忌辛辣刺激即可，如酒和辣椒尽量少碰，否则伤口容易发红、发痒。一些所谓的"发物"，如鸡蛋、肉类等，有助于伤口恢复，如果平时没有过敏，正常吃就行了。

3. 另外，有高血压、糖尿病的患者，控制好基础疾病，也是良好恢复的前提。

留下了永久的印迹怎么办？

一般患者面部伤口不大，或者需要切除的病变组织较小，经过整形外科缝合及术后辅助治疗，遗留的瘢痕不会很明显，对于您的颜值基本没有影响。

还有一部分患者在面部受伤后没有得到及时、恰当的治疗，或者由于伤势较重、面部需要进行手术的范围较大，术后遗留的瘢痕就比较严重。患者可以在受伤后半年以上，寻求正规整形医院专业医生的帮助，可能需要再次手术治疗。

有极少一部分患者，手术顺利，术后注意事项也全部做到了，瘢痕半年或者更长时间以后还是有增无减，暗红色像个大疙瘩突出表面，就形成了我们所说的"瘢痕疙瘩"。这是由于患者自身体质的原因，瘢痕修复过程开启了疯狂工作的模式，不过大家不要太担心，面部术后几乎没有瘢痕疙瘩。如果不幸成为了少数分子，"瘢痕疙瘩"也是可以治疗的，不过治疗过程相对复杂，还请到专科就诊。

最真心的一句话：漫漫人生路，意外收获瘢痕，积极面对，您还将收获耐心与关爱。瘢痕从大变小是医学，从有变无是忽悠。努力提升自我，终将瑕不掩瑜！

作者小档案

马宁，2010 年毕业于北京协和医学院，获医学博士学位。现任中国医学科学院整形外科医院主治医师。主要从事面瘫晚期修复、美容外科、晚期烧烫伤瘢痕治疗、体表肿瘤及先天性畸形的诊治。

夏天来了，谁来拯救我的手术瘢痕？

🐟 谈伟强　方青青

炎炎夏日，是"露肉肉"的季节。相信大多数人都偏爱轻便凉快的衣服，展现自己完美的身姿。可是，有些人为了遮掩身体上的一些瘢痕，不得不选择穿一些较严实的衣服。看着美美的衣服，自己却因为一个丑陋的瘢痕而不能穿，这是所有爱美人士的痛吧！

什么是瘢痕？

瘢痕（scar，cicatrix）是由于深达真皮和皮下组织的伤口，在创伤修复过程中，机体启动一系列复杂的过程所形成的致密的胶原纤维组织，是人体自然反应的产物。

由于不小心擦伤或者面部痤疮后留下的瘢痕，一般为浅表性瘢痕。浅表性瘢痕相对其他类型的瘢痕外观较好，有时与正常皮肤组织分界不清，一般无须特殊处理。

而较严重的烧伤或者一些慢性伤口的愈合，引起临近的组织牵拉，可产生萎缩性瘢痕，造成外形畸形或关节功能障碍。

临床上，另两类十分困扰患者的瘢痕是增生性瘢痕和瘢痕疙瘩。这两类瘢痕常常高出皮面、外形丑陋，两者表现相似，但处理方式却不同。因此，患者应到正规医院就诊，请专业医生鉴别处理。

瘢痕的治疗方法有哪些？

瘢痕治疗的方法非常多，在医学上一般分为非手术治疗（药物、激光、压迫疗法等）、手术治疗（瘢痕切除或切除后皮瓣移植等）、综合治疗。这些方法各有优缺点，适用的范围也各不相同。因此，一定要由相关专业的医生诊断明确后再做选择。

一些术后患者，手术后过了一两年发现切口处留下了难看的瘢痕，然后才来我科就诊，寄希望于一些药物的涂抹就能把瘢痕去除掉。其实，这样的瘢痕已经基本成熟了，简单的药物涂抹对于这些瘢痕的改善基本是无效的。

但是如果患者在伤口刚愈合结痂后，就采取外用抗瘢痕措施来改善瘢痕，结果可能会大不相同。

术后瘢痕怎么办？

抗瘢痕药物使用方便，深得人们的青睐，但市场上抗瘢痕药物种类繁多，参差不齐。以下罗列了一些常用的、有效的药物和其他措施。

● 激素

可用于局部注射，适用于增生性瘢痕及瘢痕疙瘩；也有配制成药膏的，可以外用涂抹。这里推荐醋酸曲安奈德尿素软（乳）膏（去炎松尿素霜），效果明显且价格便宜。但也因患者体质不同，可能会有一定的不良反应，如局部皮肤红肿、瘙痒等，但可通过及时洗去的方法来预防。

● 专用抗瘢痕药膏

复方肝素钠尿囊素凝胶（康瑞保）、积雪甙霜软膏等：复方肝素钠尿囊素凝胶可抑制炎症介质和软化瘢痕；积雪甙霜软膏可促进愈合从而改善瘢痕，但是单用时效果不如激素。

● 硅类制剂

可分为硅胶片和硅凝胶。前者的商品名为"美皮护""仙卡"等，后者的商品名为"舒痕""倍舒痕""施可复"等。

硅胶片是透明硅胶贴膜，其优点是效果确切，缺点是使用麻烦且影响外观，特别是夏天很难贴于瘢痕区。

硅凝胶为局部使用、透明、快干的凝胶，效果与硅胶片相同。优点是使用方便且在其外可用化妆品。缺点是价格太贵，效果可能不如硅胶片确切。

● 弹性加压

包括弹性绷带和其他具有较好弹性的套，如护膝、护肘、护腕，以及弹力衣裤，用于四肢及躯干部位，通常不用于头面和颈部。实际上，这和瘢痕贴一样，起到的也是加压作用，效果确切。

怎么用药效果最好？

对于术后瘢痕，通常拆线 1 周后开始用药，连用 3 ~ 6 个月，可以单独用药，也可以联合应用。

醋酸曲安奈德尿素软膏、复方肝素钠尿囊素凝胶（或积雪甙霜软膏）每日2次，硅胶片和弹性绷带每日持续4～24小时；其中，醋酸曲安奈德尿素软膏每用1.5个月后，需停0.5个月后再用（特别是面部瘢痕或身体瘢痕用药后出现周围皮肤发红等情况时）。

● 先用激素效果好

首先使用醋酸曲安奈德尿素软膏，在瘢痕部位按摩3～5分钟后用清水洗去。如果与复方肝素钠尿囊素凝胶、积雪甙霜软膏等联用则不要洗去，而在其后一起洗去。

● 抗瘢痕药膏不可少

接下来再用复方肝素钠尿囊素凝胶或积雪甙霜软膏，用一种即可，同样在瘢痕部位按摩3～5分钟后用清水洗去。

● 硅胶制剂来帮忙

硅胶制剂使用一种即可，具体的使用方法如下：

硅胶片用法：清洁瘢痕区皮肤且擦干后，把硅胶片裁剪成略大于瘢痕的大小，贴于瘢痕表面，首日使用4小时，以后每日增加2小时，直到24小时。实际上，很少有人能用24小时，这种情况下最好每日使用时间在12小时以上，至少可在晚上睡眠时使用。硅胶片可用温水洗，可用胶布固定，因为用几次后黏性就消失了。切记要保持瘢痕表面和硅胶片非常干净，如硅胶片很脏且不能再洗干净，需要更换。通常每小块硅胶片能用3～4周。

硅凝胶用法：清洁瘢痕区皮肤且擦干后，把凝胶轻柔地涂抹在瘢痕区域（15 厘米长的瘢痕约需一粒豌豆大小的使用量，以此类推），干燥 4 ~ 5 分钟后即可穿着衣物，其外可用化妆品。

● 弹性加压也用上

如果部位合适，可联合外用弹性加压包扎（使用弹性绷带、护膝、护肘、护腕，以及弹力衣裤等）。

目前治疗瘢痕的外用药物有很多，一些药物可以加速瘢痕的软化和退化，但不能完全消除瘢痕。有些药物广告宣称能彻底治疗瘢痕、彻底除疤，这些都是不可信的。希望大家能正确处理伤口，注重瘢痕的预防，别让瘢痕毁了你的清凉假日。

最后强调：各位患者切忌病急乱投医，不仅浪费财力和精力，还徒增心理负担。

敲黑板

如果出现瘢痕，一定要积极地早期治疗，这样治疗效果比较好，瘢痕遗留的程度会轻很多；如果早期没有积极地处理，治疗效果相对较差，但也是可以治疗的。

作者小档案

谈伟强，2003 年毕业于北京协和医学院八年制临床医学专业，获医学博士学位。现任浙江大学医学院附属邵逸夫医院整形外科主任医师。擅长面部美容、乳房整形美容、抽脂塑形、皮肤激光美容、瘢痕整形、妇科整形。

方青青，浙江大学医学院整形外科专业 2016 级直博生，以第一作者发表瘢痕相关 SCI 论文 4 篇。

你知道吗？

怀孕前需要戒烟、戒酒

精子的生命周期是 2~3 个月

子宫后位不一定影响怀孕

不是所有人顺产生孩子都侧切

孕期吃啥都不太可能让孩子变白

怀孕期间可以吃山楂，别过量就行

怀孕期间可以吃螃蟹，新鲜做熟就行

手机、冰箱、电吹风等没有电离辐射

孕期 13~28 周可以同房，但要注意姿势

产后阴道松弛、漏尿可以通过缩肛运动改善

第二章

孕育

甜蜜又忐忑的幸福事

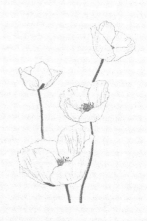

激素影响下的迷恋与真爱

张美娟 🐝

每年农历七月初七，相传是牛郎织女鹊桥相会的日子。秦观的词把这一天描述得很浪漫："纤云弄巧，飞星传恨，银汉迢迢暗度。金风玉露一相逢，便胜却人间无数。" 这个故事既浪漫又悲情：364 天的等待才换来一天相聚的幸福。这爱，够执着和专一了。

"问世间情为何物？直教人生死相许。"看过《神雕侠侣》的人都知道这两句词，李莫愁就这么念叨着这两句词葬送了一生。其实这个问题连爱因斯坦都回答不出来。多少年了，人类学家、神经生物学家、心理学家、社会学家、哲学家……都探讨过这个问题。像瞎子摸象一样，各个学科只能从不同的角度，掀开一角，看到一部分，但至今为止还没能窥其全貌。

美国罗格斯大学（ Rutgers University ）的海伦·费舍尔（ Helen Fisher ）博士是专门研究人类情爱和吸引力的专家，她认为：爱情由三个部分组成：欲望（ lust ）、吸引力（ attraction ）和依恋（ attachment ）。这三个部分可以有重叠，但是每个部分都有它特定的激素。

"女性伟哥" 能否提高女性欲望?

欲望的背后是雄激素和雌激素。任何生物都有把自己基因延续下去的强大动力。人体大脑内的下丘脑控制脑垂体分泌促性腺激素，后者再刺激男性睾丸分泌雄激素、女性卵巢分泌雌激素。女性的卵巢和肾上腺也分泌少量的雄激素。雄激素促进男性和女性的欲望，雌激素的作用没有雄激素那么明确。欲望可以理解为身体的欲望，但也不是百分之百的，你看性激素的产生还是跟脑子有一定关联的。

提高女性性欲的药物，又称"女性伟哥"，直到 2015 年年底才上市（药名：Flibanserin；商品名：Addyi），但是它并没有像伟哥问世那样引起轰动，因为药效并不好。很多研究表明：女性跟配偶之间安全、亲密、温暖的关系，超过任何药物的作用。

为什么被异性吸引时会"唇燥舌干，目瞪口干"?

吸引力是一段浪漫感情开始的必备要素。

我们来看看金庸小说《鹿鼎记》中韦小宝初遇阿珂时的样子："韦小宝一见着少女，不过十六七岁，胸口宛如被一个无形的铁锤重击了一记，霎时之间唇燥舌干，目瞪口干。"这就是吸引力，是与脑内的奖赏中心相联系的。这个中心也位于下丘脑，它主要的神经传导介质是多巴胺（dopamine）。一个人被吸引了，脑内多巴胺增加，奖赏中心活性增加，确实就让人"越看越欢喜"了。

那"唇燥舌干，目瞪口干"又是怎么回事呢？那是因为被吸引的时候，体内去甲肾上腺素（norepinephrine）高度激荡。这种激素是个应激激素，古人打猎时突然看见一只老虎，此激素就会急剧上涨，让人格外警觉，让身体准备即刻打虎或逃跑。可见，老和尚说"女人是老虎"是有点道理的。

最后一点，被吸引了，脑内的血清素（serotonin）会下降，食欲会被抑制，这就到了茶不思饭不想、为伊消得人憔悴的阶段了。

有趣的是，如果脑内多巴胺分泌过多，脑内的奖赏中心一直过于亢进，就进入上瘾状态。就像有的孩子喜欢打电子游戏，上瘾以后会不吃不睡也要打游戏，不打会烦躁。李莫愁爱陆展元，脑子里的激素就跟上瘾是一样的，其实就是对这个人上瘾了。如果她没有其他能让她快乐满足的事情，又没有外来帮助，就不容易走出来。放到现在，李莫愁可以找精神科医生就诊，甚至吃几个月抗抑郁药，大概就会有新的生活了。

催产素并非女性专利

欲望和吸引力是特指两性关系的。而依恋感则是更广泛的，它是维持长远关系的情感纽带。父母与孩子之间，朋友之间，人和宠物之间，都可以有依恋感。促使依恋感产生的两大激素是：血管加压素（vasopressin）和催产素（oxytocin）。当一个妈妈给宝宝喂奶的时候，催产素增加，促进母婴情感上的交流，这就是新妈妈比新爸爸容易进入新角色的原因之一。友人间轻松的聊天交流或拥抱，也会促进脑内这两种激素的产生，帮助强化已有的友谊。另外，如果催产素过多，会让一个人忠于自己的朋友圈，而不太愿意出去交新朋友，尤其是与自己差别比较大的人。

看到这里，你有什么感受呢？失望吗？也许你会疑惑：爱怎么能这么简单地用几个激素调和出来呢？！或者相反，你会充满希望：如果给爱的人喷一喷多巴胺，他就会爱我啦！如果每天给老公喷一喷催产素，他就会对我永远忠诚啦！可惜呀，人的情感是比身体还复杂的东西。你看，所有这些激素都是跟下丘脑有关的。而下丘脑又是跟脑内其他部分相互作用的，包括底层的五官感觉和高层的思想情感意志力，等等。一见钟情也好，见色起意也罢，从视觉效果开始，到最后体内这些激素的变化，中间已走了很多条路了，这不是简单喷激素就能模拟的。

接下来我们从心理学的角度来看看这个话题。美国心理学家罗伯特·斯腾伯格（Robert Sternberg）提出，爱有三个因素：激情（passion）、亲密感或友情（intimacy）、承诺与委身（commitment）。大家知道，激情是很难持久的。韦小宝见阿珂，要是天天都心跳如鼓，那不是要心力衰竭？激情退去后，爱就消亡了吗？不是的。芝加哥大学心理学专家黄维仁博士就强调：要懂得迷恋和真爱的区别（详情请见表 1）。

表 1　迷恋和真爱的区别

迷恋	真爱
瞬间发生	基于片面心理投射
自我中心	以激情与化学作用为主
经不起时间考验	基于长期了解
基于全面认知	利他性
以友情与亲密感为主	以意志承诺厮守终身

可见，爱得死去活来的不见得就是真爱。基于了解基础上的接纳，亲密感和承诺才是长期感情的基石。这和叶芝的诗《当你老了》是相通的，"多少人爱你青春欢畅的时辰，爱慕你的美丽，假意或真心，只有一个人爱你那朝圣者的灵魂，爱你衰老了的脸上痛苦的皱纹。"不知道一年年过去，如果织女的脸上布满了皱纹，牛郎对她的感情会不会变呢？

美国精神科医生 M. 斯科特·派克（M. Scott Peck），更是把爱的定义扩展到不仅有利他性，而且指一个人有意识地去延伸自己，去关爱滋养他人，从而帮助他人成长以活出更美的生命。Peck 医生最著名的是于 1978 年发表了一本心理学的经典著作：《少有人走过的路》。在此书中，他花了四分之一的篇幅阐述了上述他对爱的认识。就像特蕾莎修女，能够用一生去帮助需要帮助的人，完全不计较自己的得失。这样的爱，是行动，是完全利他的，是 Peck 医生认为的真爱。即便如此，Peck 医生并不认为他发现了真理。他还是承认：爱是如此神秘，我们这些生物社会学家们并不懂它完全的意义。

"问世间情为何物？"看来没有单一的答案。但我们都相信，情爱是美好的事物，是世间的温暖和希望，是春风，是朝阳，是细雨，是花开。

作者小档案

张美娟，1999 年毕业于北京协和医学院。现任美国宾州大学兰卡斯特总医院内分泌科医生。擅长糖尿病、甲状腺疾病和其他腺体疾病的诊治。

孕前准备，没你想象的那么复杂

🐯 龚晓明

随着优生优育观念的普及，科学孕育的观念深入人心。但是也有些人对于怀孕这件事有些过分重视了。从医学角度来看，怀孕前需要做的准备工作并没有想象中的那么多，主要事项罗列如下。

按时体检

常规的身体检查就可以了，并没有特殊针对备孕女性的身体检查，主要是要了解身体有无基础疾病，如高血压、糖尿病、子宫肌瘤、宫颈病变等。常规的身体检查会对这些疾病进行初步的排查。如果有异常或是有这类疾病病史的，一定要到医院找医生就诊咨询。

接种疫苗

如果既往没有风疹病毒免疫的病史，也没有潜在感染过的话（可以通过血液的检查发现有无感染），可以在怀孕前提前接种风疹病毒疫苗，以减少孕期感染的风险，避免对胎儿造成危险。

避免接触有毒的环境

这点对于都市女性似乎是比较难的，当大环境存在有毒食品、有害电离辐射的时候，你不知道工作、生活的空间是否安全。但是对于一些明确有害的环境还是应该要远离，比如，男性长期处于高温的环境是不利于精子发育的，女性要避免服用可能致畸的药物（其实大部分的药品还都是比较安全的，如果患有某些基础性疾病，如甲状腺功能亢进症，用药的好处是优于该病未控制带来的风险的，具体在怀孕前是否需要停药，请遵医嘱）、避免嘈杂的环境。手机、电脑目前已经证明对胎儿没有潜在的危险，是可以用的。对于大多数市面上的防辐射服，目前没有证据证明它们能够发挥防辐射作用。

补充多种维生素和叶酸

叶酸已被证明可以降低无脑儿及神经管畸形的发生，缺乏叶酸的情况主要是发生在某些蔬菜比较缺乏的地区，如果饮食正常，不补充叶酸也是可以的。另外，若已服用"玛特纳""爱乐维""善存"等复合维生素，里面已含有了 0.4 毫克的叶酸，那么就不需要再额外补充叶酸了。

关于宠物

平时对毛、皮等过敏者，怀孕期应该避免近距离接触猫、狗。早孕过敏反应，不易与妊娠反应区别，或许影响胎儿发育。怀孕了就不能养猫、养狗是一个很大的误区，过去认为猫、狗有弓形虫等疾病，会导致孩子畸形。但是实际上，狗没有太大的机会传染疾病，猫也并非都是弓形虫的宿主，人只有吃了感染了弓形虫的猫的大便才会感染弓形虫病，所以孕期不接触猫、狗是一种误区，如果实在担心，检查一下 TORCH 项目，就可以了解自己是否有弓形虫、风疹、单纯疱疹、巨细胞病毒（CMV）等病毒的感染，而且只有近期的感染（IgM 阳性）才会有意义。过去有一些医院还把 TORCH 作为每个孕产妇的筛查指标，后来因为其假阳性率高，筛查结果提示意义不大，现在也已经取消了这个指标的筛查。

作者小档案

　　龚晓明，1998 年毕业于北京协和医学院八年制临床医学专业，获医学博士学位。1998—2013年曾经在北京协和医院妇产科工作 15 年，历任住院医师、主治医师、副主任医师，2013—2015 年担任上海市第一妇婴保健院妇科副主任、妇科微创中心负责人。现为妇产科自由执业医师，联合创建国内第一个妇产科医生集团沃医妇产名医集团，担任沃医子宫肌瘤微无创中心首席专家。擅长子宫肌瘤、子宫腺肌症微无创消融治疗。

怀孕这件"小事"是如何发生的？

龚晓明 🦋

　　怀孕是一个系统工程，需要夫妻双方共同努力，而且必须要在一系列的条件都恰好到位的时候才能发生。

　　一片土地能否丰收，不仅需要肥沃的土壤，播撒的种子也很重要。对于男方而言，怀孕的要求相对比较简单，只要在性生活的时候有足够健康的精子排出即可。

　　对于女方而言，则相对复杂一些，怀孕还与女性的月经生理周期密切相关。

　　女性的子宫，在每一个月经前期，会出现子宫内膜的生长和增厚，等到了月经中期以后，子宫内膜在孕激素的影响下，会处于随时准备接收受精卵的"分泌期"状态。如果成功受孕，子宫内膜就是受精卵的安家之所。如果没有受孕，那么准备好的子宫内膜就会脱落，通过月经的形式排出来，从而形成新一轮的月经周期。

　　女性的卵巢，每个月都会排卵，一般是在月经的中期，卵子排出后，会被输卵管拾起，并逐渐向子宫的方向运输。如果在输卵管运输的过程中，卵子与精子相遇就会受精，受精之后，受精卵就会继续向子宫的方向运输，直到抵达子宫腔内种植下来安家，此后继续生长发育，由受精卵发育成胚胎，最终长成一个孩子。

这些过程任何一个地方有问题，都可能会影响到正常怀孕。

敲黑板

　　怀孕是夫妻两个人的事情，男性需要提供健康的精子，女性也需要关注自己的月经周期，了解排卵，同样健康的卵子与精子相遇，才会让新的生命更有质量。

作者小档案

　　龚晓明，1998 年毕业于北京协和医学院八年制临床医学专业，获医学博士学位。1998—2013 年曾经在北京协和医院妇产科工作 15 年，历任住院医师、主治医师、副主任医师，2013—2015 年担任上海市第一妇婴保健院妇科副主任、妇科微创中心负责人。现为妇产科自由执业医师，联合创建国内第一个妇产科医生集团沃医妇产名医集团，担任沃医子宫肌瘤微无创中心首席专家。擅长子宫肌瘤、子宫腺肌症微无创消融治疗。

怀不上先别慌，规范诊治来帮忙

龚晓明 🐦

一般情况下，有正常性生活的夫妻，未采取避孕措施，经过一年的尝试后，如果不能怀孕，那么称之为不孕。不孕症是一个家庭疾病，由男性因素引起的，一般称之为男性不育症，由女性因素引起的，一般称之为女性不孕症。

如果诊断为不孕，需要做的相关检查是一个渐进的过程，从简单到复杂，从无创到有创，一步一步进行，以最简单的代价获得最有价值的信息，这个是原则。

精液检查

首先要进行检查的是男方的精液，了解是否有精子数量、质量的异常。因为精液检查是无创的检查，所以一般会作为第一步的检查。精液检查要注意的事项是，在检查之前，需要5天没有性生活，否则会不准确。如果发现男方的精液有数量或质量的异常，应该到男科进一步检查，了解导致精液异常的原因。

如果经过检查男方没有问题，就会为女方进行检查，相对而言，女方的检查较为复杂。

排卵监测

女性每个月只有排卵才能受孕，要把握住女性的排卵期，在排卵期同房，才能使精子准确地找到卵子。对于经期规律的女性来说，排卵期在下次月经来潮前的 14 天左右。对于经期不规律或把握不准的女性，可以使用基础体温监测、排卵试纸和超声监测等方法来监测排卵。

●基础体温监测

基础体温监测是监测排卵比较简单的方法。由于排卵之后，卵巢的黄体开始发育，在孕激素的影响下，早晨安静状态下测的体温会有所升高。因此，通过基础体温测定的方法，即了解在月经周期是否有出现早期体温较低，后期体温较前升高 0.5℃（即双相体温）的方法，可以判断是否有排卵。

●排卵试纸监测

在月经周期中段，卵巢是受了一种叫促黄体生成素（LH）的影响而排卵的，现在市场上可以买到测 LH 的排卵试纸，自己在家就可以操作，这也是一种了解有无排卵的方法。

●超声监测

要了解排卵，除了基础体温监测和排卵试纸监测，还可以到医院直接用超声对卵巢内的卵泡发育进行监测，尤其是在月经中期的时候，如果观察到有增大的卵泡，随后卵泡破裂，也可以判断有排卵。

孕激素水平检测

一般可以在月经的第 20 ~ 第 22 天检查孕激素的水平，若是有升高，就证明是有排卵后黄体形成，要是孕激素水平偏低就说明没有排卵。

通常情况下，前两种方法较为经济便宜，往往被首选用于排卵的监测，后两种方法由于需要到医院，费时费力，因此，多在促排卵的时候用来监测卵泡。

输卵管通畅度检查

排除排卵问题后，就需要进行输卵管的通畅度检查。如果盆腔发生炎症，输卵管非常容易出现堵塞、积水的情况，这也是不孕症的主要原因。了解输卵管的通畅情况可以通过通液或子宫造影的方式。输卵管通液是将生理盐水注射到子宫腔内，通过阻力的判断来了解输卵管的通畅情况，如果宫腔内注射压力过大，提示可能存在着输卵管梗阻的情况。输卵管碘油造影则是向宫腔内注射造影剂，在 X 线下检查子宫和输卵管的形态。

因为输卵管通液和子宫造影是要通过阴道向宫腔内注射液体，所以会有潜在感染的风险，也会导致患者的不适及疼痛，因此，临床认为这是一个有创性的检查。但是它相对于腹腔镜、宫腔镜的检查创伤又相对来说更小一些。

子宫附件超声检查

子宫附件的超声检查是了解不孕症的一个重要检查。子宫的畸形、输卵管积水或者卵巢囊肿均可以通过超声检查来发现，这是一个无创的检查。当然，在超声上发现的一些异常现象，如一个囊肿，并不能提示具体原因是什么，也许是输卵管积液，也可能是输卵管或卵巢有一个良性的囊肿，但是它有辅助临床诊断的作用。

卵巢激素检查

卵巢激素检查通常是用于辅助了解体内卵巢的功能。如果是为了了解卵巢激素的基础状态，通常会在月经周期的第 2 天抽血查卵巢的雌二醇（E2）、孕激素（P）、促卵泡生成素（FSH）、黄体生成素（LH）、雄激素（T）和泌乳素（PRL），如果发现某项激素异常，往往需要进一步了解原因。在月经周期的后半期检查孕激素的水平可以了解体内黄体的功能。

腹腔镜和宫腔镜联合手术检查

腹腔镜和宫腔镜联合手术对于不孕症来说，是最后的也是创伤最大的检查。通常情况下，腹腔镜用于腹腔内的脏器检查，了解子宫表面、输卵管、卵巢、腹膜及腹腔内其他脏器的情况，而宫腔镜则是看子宫腔内部的情况，两者通常在一个麻醉下进行联合检查，以弥补一个检查的不足。

腹腔镜和宫腔镜联合手术检查的一个优点是直接，如果说造影是通过影像来了解输卵管、子宫的形态，而内镜检查则是直接观察，所以是比较直接的。

另外一个优点是在手术过程中如果发现了异常的情况，马上就可以进行处理。如果发现输卵管积水，在腹腔镜下可以做输卵管的整形、造口或输卵管切除（之后配合试管）；如果发现有子宫肌瘤，可以在腹腔镜下手术剔除；如果发现有子宫腔的息肉或者纵隔，也可以在宫腔镜下行手术切除。

因为这是一个需要麻醉的手术，所以就有可能出现手术的一些并发症。通常情况下，如果在之前的检查都不能发现病因，或者发现了病因需要在腹腔镜或宫腔镜下进行处理的时候，才会考虑这样的手术。

在经过一系列检查之后，也有些患者仍然不能发现导致不孕的原因，在临床上会称之为不明原因不孕，对于这些患者的情况，医生也需要进一步来探索其病因。

一旦了解了不孕的病因，下一步就需要考虑治疗。

男性不育的治疗

男方精液异常的问题，往往是需要男科的检查和治疗。有些病因，如精索静脉曲张，是可以治疗的，有些病因则无法去除。根据精子质量的异常程度，医生可能会建议部分男性通过人工富集精子或者采集单个精子，然后直接注射到女性的卵子里来怀孕。

另外，精子对高温比较敏感，如果长期工作在高温的环境或者经常开车，导致阴囊温度太高，有可能会影响精子的发育。因此，避免长期的高温，也有助于男性提高精子质量。

女性不孕的治疗之一

有一些女性患者是由于精神因素的影响而造成不孕，如老是担心自己怀不上，越怀不上越紧张，越紧张就越抑制卵巢的排卵，因此，学会适当地调整心态，自然的心态反而有利于自然受孕。

女性不孕的治疗之二

如果是一些疾病，如多囊卵巢综合征导致女性的不排卵，通常情况下是要用药物来促排卵。但是有一些患者有卵巢早衰的情况或者年龄较大，则通过药物来促排卵可能会有困难，这样的情况就需要考虑借别人的卵子来帮助怀孕。

女性不孕的治疗之三

有一些女性患者不孕是由于卵巢黄体功能的异常，该病因治疗起来相对比较简单，可以通过人工补充孕激素来替代治疗。

女性不孕的治疗之四

有一些女性患者的子宫内部或外部有异常的器质性占位存在，一般是要通过宫腔镜或者腹腔镜手术来进行治疗，如子宫内膜异位症，患者往往是有痛经和性交痛，如果可以通过腹腔镜手术治疗，患者在手术后怀孕的机会往往会增加。

女性不孕治疗之五

输卵管梗阻也会影响女性的受孕，这时候患者可以考虑腹腔镜下输卵管行造口、再通或切除，也有些医院尝试宫腔镜下用输卵管导丝进行再通，但是如果不成功，试管婴儿可能是最后的解决手段。

对于中医药在不孕症中的治疗的地位，由于缺少循证医学的证据，目前并没有得到广泛的支持。然而中医药却成为不少不良医院过度治疗，借机敛财的"幌子"，求医心切往往容易上当受骗，要警惕这些"送子"医院。

怀不上的夫妻不要慌张，夫妻共同就医，通过规范的诊断，查明不孕的具体原因，然后有针对地进行治疗，最终实现怀抱宝宝的心愿！

作者小档案

龚晓明，1998 年毕业于北京协和医学院八年制临床医学专业，获医学博士学位。1998—2013 年曾经在北京协和医院妇产科工作 15 年，历任住院医师、主治医师、副主任医师，2013—2015 年担任上海市第一妇婴保健院妇科副主任、妇科微创中心负责人。现为妇产科自由执业医师，联合创建国内第一个妇产科医生集团沃医妇产名医集团，担任沃医子宫肌瘤微无创中心首席专家。擅长子宫肌瘤、子宫腺肌症微无创消融治疗。

孕妈妈可以做磁共振检查吗？

🦋 陆菁菁

在怀孕前，每对父母可能都会对自己将来的宝宝有期待和憧憬，希望宝宝聪明、漂亮、个子高等。但当宝宝真的来到准妈妈的肚子里时，之前所有的期待都不重要了，只希望宝宝能够健康、平安。

但有些保障宝宝健康的方法，也同样令父母担忧不已，比如，孕期做磁共振成像（MRI）检查。一般来讲，孕妇需要做 MRI 检查的情况有两种：一种是孕妇本身可能有需要 MRI 检查来帮助确诊的疾病，如颅内病变、肝脏问题、关节问题等；另一种情况是胎儿超声检查，怀疑有畸形，尤其是颅脑畸形，需要做 MRI 检查进一步诊断。遇到这些情况，孕妈妈不禁会担忧：这么大一个机器在我身上扫描，真的对孩子一点影响都没有吗？要解答这个问题，我们需要先来了解一下什么是 MRI 检查。

什么是 MRI 检查？

MRI 检查是放射科的一种检查手段，是利用磁共振现象从人体中获得电磁信号，并重建出人体信息，有很高的影像诊断价值。它所利用的射频脉冲跟无线电波的波长类似，没有 X 射线，没有电离辐射，不会对生物组织的 DNA 造成破坏。

什么是 MRI 增强扫描？

正常组织的弛豫（从某一个状态恢复到平衡态的过程）时间与病变组织的弛豫时间有较大重叠，仅有 MRI 平扫，定性诊断困难，而且有时难以发现小病灶。这时就需要使用 MRI 对比剂（又称造影剂）来增强扫描，它能改变组织的弛豫时间，改变组织的信号强度，从而提高组织对比度，发现病灶。目前临床使用最多的 MRI 对比剂是钆对比剂（Gd-DTPA）。

MRI 检查对人体有害吗？

有关 MRI 检查的研究表明：暴露于 10 T 以下的静磁场时不会产生有害的生物效应。目前最大的临床 MRI 磁场是 3.0 T，比安全值还要低很多，因此，不必对 MRI 检查过分担忧。

孕期 MRI 检查安全吗？

尽管已知 MRI 检查对成人没有有害的生物效应，但 MRI 检查对胎儿的作用还不明确。因此，医学界目前对孕期进行 MRI 检查有两种不同的意见：一种意见认为，妊娠期前三个月的胎儿较成人对磁场更为敏感，目前磁场对胎儿的影响尚不明确，因此，孕早期不推荐进行 MRI 检查；另一种意见认为，如果孕妇的健康状况确实出现了问题，不做 MRI 检查，导致无法确诊病情，延误了病情的治疗岂不是更危险？对此，美国放射学院的意见是要充分权衡检查与否的利弊，若 MRI 检查对患者更有利，那么妊娠患者在孕期的任何阶段都可行 MRI 检查。但可以肯定的是，妊娠女性不建议行钆对比增强扫描，因为钆可通过胎盘并经胎儿肾脏排泄。

发表在《美国医学会杂志》上的一篇最新研究表明：哪怕是在孕早期接受 MRI 检查，也没有对出生后的孩子产生不利的影响。但是在妊娠中的任何时间进行钆对比增强扫描，都可能会增加广泛的风湿性、炎性或浸润性皮肤病的发病风险。

敲黑板

对于妊娠的女性，钆对比剂 MRI 增强检查是不推荐的。虽然孕早期 MRI 平扫（即不使用对比剂）检查是否绝对安全仍然存在争议，但是权衡利弊之后，对诊断有帮助的情况下，孕期的任何阶段都可行 MRI 检查。

作者小档案

陆菁菁，1999 年毕业于北京协和医学院八年制临床医学专业，获医学博士学位。曾任北京协和医院放射科主任医师，现任北京和睦家医院放射科主任。从事医学影像诊断，善于将影像所见结合临床、提供有价值的诊断意见，并对影像学检查的辐射剂量和适应证有较为深刻的认识。

怀孕后，宫颈疾病跟我无关了吗？

赵栋 🐱

宫颈疾病是女性最常见的疾患之一，包括宫颈区域发生的炎症、损伤、肿瘤等，其中最让人心惊胆战的非宫颈癌莫属。很多准妈妈误以为怀孕就能同宫颈癌"绝缘"，可是在医学上有一个特殊的名词，叫做妊娠相关性宫颈癌，特指妊娠期、分娩及产后6个月发生的宫颈癌，发生率为 0.02%～0.40%，是恶性肿瘤合并妊娠中最常见的一种。

性生活相关的阴道流血是未孕女性宫颈病变的"警报灯"，而怀孕的准妈妈们因为孕期性生活的减少使得这个"警报灯"失灵，往往错失及时就医的机会。另外，即使出现阴道流血的症状，首先会考虑妊娠相关疾病，而这些疾病常需要避免阴道检查，因此，与非妊娠期相比，妊娠这个特定时期的宫颈疾病极易被忽视，从而出现漏诊和误诊等现象。

怀孕并不意味着给女性颁发宫颈疾病的"免死金牌"，恰恰相反，妊娠期对宫颈疾病的忽略严重威胁到准妈妈们的健康，看到这里很多准妈妈们会问，行妇科检查会引起流产吗？做阴道镜检查安全吗？针对准妈妈们的常见误区，下面来答疑解惑。

怀孕了，宫颈疾病就不用检查了？

答案当然是"NO！NO！NO！"。宫颈癌的发病率没有因为妊娠而下降，准妈妈们对宫颈病变万万不能麻痹大意。妊娠期宫颈筛查与非妊娠期宫颈筛查的程序是一样的，并不会给准妈妈们带来更多的成本和风险。

美国疾病控制与预防中心（CDC）早在 1998 年就提出 1 年内未行宫颈筛查的孕妇，应在首次产前检查时行宫颈防癌细胞学检查（其实就是用一把小小的刷子在宫颈上轻轻绕几圈，刷掉一些脱落的细胞去化验）。国内诸多专家在妊娠期宫颈筛查的探讨中也提出，对妊娠妇女尤其是从未做过宫颈疾病筛查的妊娠妇女来说，TCT（新柏氏液基细胞学检测）作为宫颈防癌细胞学检查的手段之一，具有较高的特异性、准确性及阳性预测值，价格相对便宜，是经济有效的筛查方案。当然，TCT 和高危型 HPV（人乳头瘤病毒）联合检测更加可以提高宫颈疾病筛查的敏感性及阴性预测值。近年来，一项基于美国人群的前瞻性研究结果支持单独的 HPV 检测用于宫颈癌初筛。与单独进行细胞学筛查相比，以同样的筛查频率，结合 HPV 检查可保证更低的患癌风险，HPV 检测可以替代细胞学检查单独或联合细胞学检查用于宫颈癌筛查。

因此怀孕之后，准妈妈们应该按照正常的产检流程，在孕 16 周左右行宫颈防癌细胞学筛查（经济条件允许的情况下，进行细胞学和 HPV 联合筛查），从而提高宫颈疾病的检出率。宫颈防癌细胞学检查异常的准妈妈需要在医生的指导下进行严密的随访，并适当放宽宫颈活检指征。当然，如果在检查前就发现有阴道分泌物异常、同房出血或阴道出血等异常情况，应该及时去正规的医院就诊，由专业的妇产科医生来决定是否提前行相关筛查以排除宫颈病变的可能。

怀孕后进行妇科检查会引起流产？

怀孕对于很多家庭来说，是既幸福美好又惶惶不安的一段旅程。一方面，期待着新生命的到来；另一方面，却又怀着忐忑不安的心态忧虑孕期可能出现的问题。

"医生，我怀孕了，我不能做妇科检查的！"这是我在门诊听到的孕妇最常说的话。于是，阴道炎不愿意查，阴道出血不敢查，准妈妈们的原因只有一个：妇科检查会流产的！

广大女性同胞们，在此我要郑重地和大家说明，妇科检查仅仅是将一个小小的窥器，轻轻放入阴道内，目的就是观察阴道及宫颈是否存在病变，这样一个简单的操作能够帮助妇科医生发现许多疾病的影子。如孕妇易得的霉菌性阴道炎，直视检查就能积极对症处理，避免反复感染引起的流产；再如阴道出血，有时候并不是先兆流产的表现，而是宫颈病变所导致的，通过窥器一看就能发现疾病的端倪。妇科检查这样简单的操作对胎儿来说没有任何的影响，相反，还能帮助准妈妈及时发现问题，尽早对症处理。

因此，准妈妈们下次进行妇科检查时，就可以放心、安心地让医生检查清楚，以便积极处理。

怀孕了，宫颈有问题能做阴道镜检查吗？

准妈妈们无须过度恐慌宫颈疾病，但也不能轻敌哦！当产检发现宫颈细胞学异常或者高危 HPV 阳性时，准妈妈们必须听从产科医生的建议，去宫颈专科随访。这时宫颈科的医生会综合你的情况决定是否进行阴道镜检查。阴道镜检查的目的是要全面评估宫颈、阴道等部位是否有病变，单纯的阴道镜评估不会对母体和胎儿有任何影响，因此大可不必紧张。如果阴道镜评估的结果是正常或者低级别的病变（就是我们专业术语说的 LSIL 或 CINI），那么，准妈妈们只需要听从宫颈科医生的嘱咐，孕期密切随访就可以了。待产后 42 天再去宫颈科做一次全面的复查，来制订后续的治疗方案。图 1 介绍了孕期宫颈疾病筛查流程。

当然，如果阴道镜的评估发现了可疑的、高级别的病变（就是专业术语说的 HSIL 或 CINII-III），此时医生会建议入院，在阴道镜下对异常部位做一个活检（就是在病变部位取米粒样细小的组织），最后得到的病理诊断结果作为决定治疗方案的证据，选择进一步治疗还是继续严密随访。以往我们认为孕期子宫血运丰富，孕期的阴道镜活检风险较非孕期妇女高，所以通常建议准妈妈们住院活检比较安全。但是大量的数据证实，孕期活检并不增加流产、感染或大出血的发生率，所以，大家不用过度紧张。

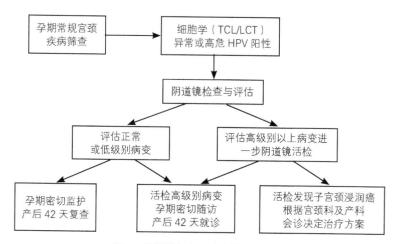

图 1 孕期常规宫颈疾病筛查流程

敲黑板

妊娠期进行宫颈疾病筛查有助于宫颈疾病的早期诊断，宫颈活检对妊娠是安全的。

作者小档案

赵栋，2000 年毕业于协和医科大学，获医学博士学位，现任上海交通大学医学院附属第九人民医院妇产科主任。擅长妇科肿瘤、不孕症、子宫肌瘤、宫颈疾病的诊治。

高龄生二胎，是冒险还是勇敢？

龚晓明

　　随着国家"单独二孩政策"的实施，有不少年龄稍微大些的女性考虑再生一个孩子，相比于年轻的女性，大龄女青年可能会面临着不同的问题。针对大家关心的问题，下面来谈一下。

年龄多大就不能生了？

　　生育没有一个绝对不能的年龄，当然越年轻，生育的机会越大。从生理角度考虑，女性最佳的生育年龄在 20 ~ 25 岁。这段时期女性的身体已经充分发育成熟并达到高峰，生育功能处于最佳状态。在 20 岁之前，怀孕对于心理的影响较生理更为明显。女性从 30 岁开始生育能力出现下降，由最初的下降趋势比较平缓到 35 岁之后下降趋势明显。40 岁之后，女性的生育能力已明显降低，但并非不能生育，想想以前一家要生数个孩子，生到老末的时候，母亲年龄 40 多岁是非常常见的事情。所以年龄不是一个绝对的问题，只要愿意，就有可能。

　　一项研究表明年龄大于 30 岁有生育愿望的女性，在 1 年内怀孕的比率为 75%；到 35 岁时，上述数字下降为 66%；40 岁时，比率仅为 44%；而到了 45 岁时，怀孕已经变得很困难。

需要提前做哪些不同的检查？

如果平时身体健康，孕前没有必要做什么特殊的检查，正常的体检了解身体的一般状态就可以了。当然，年龄偏大了以后，卵巢的功能较年轻的时候出现了下降，月经规律并不代表着一定会有排卵。如果想要在怀孕前了解卵巢的功能，也可以到医院做一些激素水平的检测，目前可以衡量女性生育力的几个检测指标是抑制素 B、血清抗苗勒氏管激素（ AMH ）和促卵泡生成素（ FSH ），前两者医院里面开展得并不多，第三个指标在一般的妇产科医院都可以进行相应的检测。有关于孕期的准备工作，本书前文中有详细介绍。

男方需要做什么检查吗？

如果不是出现 3 次以上的早期流产（又称为习惯性流产），一般而言对于男性并不需要进行特殊的检查。如果有 3 次以上流产的情况存在，男性应该考虑做一个染色体检查，了解有无染色体的异常情况存在。

如果有其他疾病怎么办？

孕前若是合并有身体上的其他疾病，应该在怀孕前就医寻求医生的专业意见。有些疾病，如甲状腺疾病、糖尿病、心脏病等，需要在孕前进行相应的调整，若是在疾病未控制的情况下仓促怀孕，发生各种孕期并发症的概率和畸形的概率将会增加。

若是第一个孩子有畸形或者异常怎么办？

如果第一个孩子有畸形或异常，在备孕二胎时，也需要医生的专业帮助，寻找畸形或异常的原因。有些问题可以在再次怀孕的时候尝试避免，但若是夫妻双方本身有遗传方面的异常，需要通过产前诊断的方法来筛选和淘汰有问题的胚胎。

解除避孕后多久可以怀孕？

夫妻解除避孕后，怀孕的时间与避孕的方式有关。

如果是采用口服避孕药的方式避孕，以前强调是要避孕3个月以后才能受孕，但是近年来的研究证据都证实没有这个必要，可以在停止口服避孕药以后的下个月就怀孕。

若是采用旋转宫内节育器的方式避孕，在取出后也是在下一次月经来了之后尝试怀孕即可。

如果尝试了一段时间怀不上怎么办？

年龄越大，生育力越低，如果经过一段时间的尝试，仍然不育，必要的时候也需要寻求医生的帮忙。

一般而言，医生会为尝试怀孕一年不成功的夫妻进行一些必要的检查。超声、排卵监测、男性精子检测等这些无创的方法，都是可以提前去检查的。如果当女性年龄过大，自己的排卵功能已经丧失的时候，目前在医学上还有一种方法就是采用供卵的方式，也就是使用别人的卵子，在体外受精了以后，再移植回体内。但此时从生物学的特性上来说，孩子的基因已经不是遗传你自己的了。

高龄者孕期面临着什么样的风险?

女性的年龄越大，卵细胞质量就越差，而且在受精后携带异常染色体的可能性就越大。一旦女性到了 35 岁左右，其生育先天畸形患儿的风险就会增加。所谓先天畸形是指出生时即患有某种功能紊乱或者障碍。大多数情况下，这是因为特定染色体数目过多或者缺失造成的。当同一染色体有 3 条，而不是正常的 2 条时，就会出现三体性，最常见的是唐氏综合征，或 21 三体综合征，这样的患者有 3 条 21 号染色体。女性生育年龄和胎儿发生唐氏综合征的关系如表 2 所示。

表 2　女性生育年龄和胎儿发生唐氏综合征的关系

母亲生育的年龄（岁）	患有唐氏综合征的风险	胎儿出生缺陷的风险
30	1 : 952	1 : 384
35	1 : 385	1 : 204
38	1 : 175	1 : 103
42	1 : 64	1 : 40
44	1 : 38	1 : 25

对于高龄的孕妇，为降低怀唐氏综合征孩子的概率，目前可以在早孕期的时候抽血进行筛查，在早孕 11 周的时候，也可以通过超声检查来筛查，最近几年发展起来的一项新技术，即胎儿无创 DNA 监测技术，虽然不能替代羊水穿刺培养，但是已经在

很大程度上帮助医生来判断胎儿是否存在染色体异常了。

作者小档案

龚晓明，1998 年毕业于北京协和医学院八年制临床医学专业，获医学博士学位。1998—2013 年曾经在北京协和医院妇产科工作 15 年，历任住院医师、主治医师、副主任医师，2013—2015 年担任上海市第一妇婴保健院妇科副主任、妇科微创中心负责人。现为妇产科自由执业医师，联合创建国内第一个妇产科医生集团沃医妇产名医集团，担任沃医子宫肌瘤微无创中心首席专家。擅长子宫肌瘤、子宫腺肌症微无创消融治疗。

无痛分娩，给孕妈妈的贴心呵护

龚晓明 🐾

目前，无痛分娩这项技术在国外已经广泛开展了，但是在我国尚未大规模开展。其原因是多样的，除了一些医生观念、麻醉医生缺乏的问题以外，产妇对无痛分娩缺乏了解，担心对孩子产生不好的影响也是原因之一，下面我来详细介绍一下无痛分娩，希望这一技术能使更多的女性受益。

无痛分娩怎么做？

无痛分娩是通过在腰后面的一个狭窄的硬膜外腔隙内放置一根管子，然后持续地向管内推入麻醉药，起到阻断分娩过程中疼痛的作用。这是一项麻醉操作，通常是要由麻醉科来完成。一般在分娩结束后，就可以取出镇痛的硬膜外导管。这与剖宫产分娩时的麻醉方法基本上是类似的，只是在给药的类型和剂量上有所差别。

无痛分娩有哪些优点？

无痛分娩可以从很大程度上减轻孕妇在分娩过程中的疼痛，产痛对于很多女性来说可能是一生中经历最痛的事情，疼痛会让很多女性丧失坚持自然分娩的信心，也让不少女性在分娩前对分娩产生恐惧。无痛分娩可以很大程度地降低疼痛，有些技术甚至可以在硬膜外镇痛的情况下让孕妇行走，不影响活动。产程中也不影响进食。

无痛分娩有风险吗？

大家对于无痛分娩的担心有很多，但其实这是一项成熟的技术，在国外已经广泛得以开展，长期的实践证明了无痛分娩的安全性，当然作为一项有创操作技术都是有一定风险的。据英国1990 年的一项调查报告显示：在 1970—1984 年的 15 年中调查了 500 000 位产妇，其中由于硬膜外麻醉造成死亡的仅有 9 例（1：555 555）；非致命性的病残发生率为 1：4500，但未造成一例永久性的伤害。医疗风险的发生都是概率事件，即使不采用无痛分娩，分娩过程中也是存在着不少风险，也不能因为风险而废除一项可以给广大女性带来裨益的好技术，需要做的是风险评估。

无痛分娩者相对自然分娩者而言，产力相对差些，产程会长，比如说第二产程（从宫颈口开全 10 厘米到胎儿娩出的时间）要从 2 小时调整为 3 小时，这是属于可控的范围。产程延长，在分娩过程中助产的机会也相对较高，但是并不会因此而影响到胎儿的智力。

哪些人不适合无痛分娩？

无痛分娩需要在腰椎的部位进行穿刺，如果既往腰椎有过手术、外伤的病史，需要对具体情况进行评估后才能考虑是否可以施行硬膜外麻醉。

作者小档案

龚晓明，1998 年毕业于北京协和医学院八年制临床医学专业，获医学博士学位。1998—2013 年曾经在北京协和医院妇产科工作 15 年，历任住院医师、主治医师、副主任医师，2013—2015 年担任上海市第一妇婴保健院妇科副主任、妇科微创中心负责人。现为妇产科自由执业医师，联合创建国内第一个妇产科医生集团沃医妇产名医集团，担任沃医子宫肌瘤微无创中心首席专家。擅长子宫肌瘤、子宫腺肌症微无创消融治疗。

产后想做辣妈？甲状腺要恢复好

❀ 张美娟

小王媳妇怀孕 8 个月，天天挺着个大肚子走路都气喘。她一边盼望着：快了快了，很快就卸货了，一边憧憬着自己做辣妈的样子。

终于，孩子健康地来到这个世界，吃奶睡觉拉臭臭，一晃就到 100 天了。小王媳妇的辣妈梦，也随着奶水流走了——怀孕时长的肉，就是下不去；脸上黄黄的，头发一直掉；每天都觉得累，连脑子都不好使了，难道真是一孕傻三年？……但看人家章子怡，生完醒醒一个月，就能以苗条的身姿，气色光亮地出现在大众面前。怎么差距那么大？有人说是月子没坐好，所以恢复不好，这是真的吗？

去医院检查，医生说小王媳妇得了甲状腺功能低下症，又叫甲减。她以前从来没有得过甲状腺疾病，难道生个孩子生出毛病来了？她妈妈倒是患有桥本氏甲状腺炎，会跟这有关系吗？

产后甲状腺炎

其实，小王媳妇这是得了产后甲状腺炎，是产后自身的免疫系统攻击甲状腺所导致的。

那免疫系统为什么会攻击甲状腺呢？这还得从怀孕时说起。

都说儿是娘身上掉下的一块肉。其实这块"肉"还是不太一样：它有50%的基因不是来自母亲的。我们人体中负责保卫工作的免疫系统，碰到这块像自己又不完全是自己的"肉"时，如果过于警觉的话，就会发现它的异常从而排斥它，这样就会造成流产。所以，为了让胎儿能够顺利发育，孕期母体的免疫系统敏感度会适当下调，变迟钝的免疫细胞碰到胎儿组织，看着有5分像就让它过关了。

等生产以后，免疫系统又要经历一个恢复的过程。有一部分人群，免疫系统过于亢进，会把自身的器官当作外来异物去排斥，而甲状腺就是一个常见的目标。这也就是小王媳妇产后患上甲状腺炎的原因了。

产后甲状腺炎常发生于产后3～6个月，主要表现为无痛性炎症，时间可长达6～10个月。

免疫系统攻击甲状腺，致使甲状腺组织被破坏，里面储存的甲状腺素一下子被释放到血液里，造成一过性甲状腺功能亢进症（也称为甲亢）。这个过程是暂时的，大概持续4～6周，严重者可持续2～3个月，很多时候甲亢期会被忽略：因为出汗，体重下降，睡不好觉这些甲亢症状同时也是产妇产后恢复期的常见症状。

接下来身体慢慢清除体内过多的甲状腺素并开始修复。在恢复期间甲状腺素产量可能不够，所以患者进入甲减（甲状腺功能减退症）期。

经过一段时间大部分患者的甲状腺可以完全恢复正常，但也有小部分的人会终身处于甲减状态。

接下来解答一下，患者常常会有的关于产后甲状腺的问题。

产后检查时发现了甲减，要不要治？

要！建议在医生指导下补充甲状腺素（常用的是左甲状腺素钠片，商品名为"优甲乐"）进行治疗。治疗以后新妈妈体力变好，有利于恢复。

"优甲乐"要一直吃或终身服用吗？

不一定。在治疗 6 个月后，如果体内甲状腺素水平正常，可以考虑剂量减半，6 周后再检查，如果保持正常，就可以停药。如果又回到甲减状态，则还需要恢复原来的剂量。

甲减患者要补碘吗？

碘是用来生产甲状腺素的原料。碘缺乏时，出于代偿甲状腺素的需求，甲状腺会制造更多的甲状腺素，因而甲状腺出现代偿性肿大，但如果碘过于缺乏，甲状腺素代偿不了，就会出现缺乏甲状腺素的情况，从而造成甲减。但是现代由于加碘盐和含碘食物的摄入，碘缺乏已经极少了。大部分甲减是由于甲状腺本身有问题，所以补碘并没有用也不需要。如果已经在服用"优甲乐"，那它就是现成的甲状腺素了，所以也不需要再补碘。

孕期和哺乳期需要补碘吗？

要！孕期和哺乳期的妇女需要的碘量增加，建议补充碘。美国甲状腺协会 2017 年的指南推荐：孕妇需要每日摄入 250 微克碘，其中约 150 微克来自产前维生素，其余来自食物。含碘盐是主要食物碘来源，海产品也富含碘。补碘要在怀孕前 3 个月就开始，一直到哺乳期结束。如果妇女在孕前就有甲减，孕期多数要增加"优甲乐"剂量。我们推荐甲减患者在孕期每月都查血以调整剂量。如果已经在服用"优甲乐"，就不需要补碘了。

小王媳妇的妈妈有桥本氏甲状腺炎，这跟她的病有关吗？

是有关系的！日本的桥本医生最早描述了这个疾病。它是由于自身的免疫系统长期攻击甲状腺造成腺体内部的慢性炎症，血液检查可见甲状腺抗体阳性。在甲状腺遭到攻击破坏的时候，人体又在不停地修复。这样破坏 – 修复持续进行，如果破坏的力量大于修复的能力，甲减就产生了，反之甲状腺功能可能始终正常。所以在甲状腺抗体阳性的人群里，大概有 70% 的人表现为甲减，其他患者可以没有甲减。如果上一代有这个疾病，下一代患病的概率就增加了。对女性来讲，甲状腺抗体阳性会大大增加孕早期流产和产后患甲状腺炎的机会。所以如果你有桥本氏甲状腺炎家族史，请告知医生。

怎样预防产后甲状腺炎？

产后甲状腺炎目前没有预防方法。如果新妈妈觉得产后自己像是变了一个人，建议检查甲状腺功能。桥本氏甲状腺炎是产后甲状腺炎的最大危险因素，目前也没有有效的预防方法。不过所有的自身免疫病，包括桥本氏甲状腺炎，都可能在一个人承担很大压力的时候发生或恶化。所以适当减压爱护自己，总是对的。新妈妈不容易，希望大家都能体谅、关爱孕妇和所有的妈妈们。

作者小档案

张美娟，1999 年毕业于北京协和医学院。现任美国宾州大学兰卡斯特总医院内分泌科医生。擅长糖尿病、甲状腺疾病和其他腺体疾病的诊治。

不想"被二胎"，谈谈避孕那些事儿

高颖　顾宇 🌀

"医生，这个……产后什么时候可以同房啊？"

"6周之后恶露干净就可以啦，哺乳期要注意避孕哦。"

"那个，我暂时不想要二胎，有什么有效的避孕方式吗？"

"必须有啊，慢慢说……"

分娩（阴道分娩或剖宫产术）后最初的6周是临床上说的产褥期。在产褥期结束之后，产妇除乳腺之外的全身其他器官都恢复到了怀孕前的状态。不过，产后即使是在哺乳期闭经期间，仍然有可能让你意外中奖——月经迟到的情况下，不见得没有排卵。不管是伤身的流产还是打破节奏地意外"被二胎"，都是大家所不希望的。了解掌握产后各种避孕手段，可以让广大女同胞掌握身体主动权，即想生的"优生"，不想生的"不生"，以及避免生育间隔过短或者意外妊娠后进行流产。

有关产后避孕的方法，世界卫生组织（WHO）主要推荐的有长效可逆（LARC）的宫内节育器、皮下埋植、单纯孕激素避孕针。其他的包括屏障避孕法（如避孕套）、复方口服避孕药、哺乳期闭经避孕法及绝育术。产后有避孕需求的女性，可以到妇产科计划生育门诊咨询具体方案。

这里希望通过一张图（图2）和一张表（表3）两步走，阐述女性什么时候、什么情况、该选择什么样的避孕方法，以及其相应的优缺点，方便在咨询医生前有个大概的了解。

了解产后避孕的时机及选择

通过图2了解产后避孕的时机和情况。根据女性是产后多久、有没有母乳喂养，来选择什么样的避孕方法。

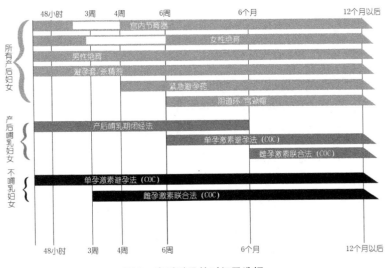

图2　产后避孕的时机及选择

*Bakamjian L. Programming strategies for postpartum family planning[J].
Geneva Switzerland World Health Organization 2013.

详细了解每一种避孕方式的特点

通过表 3 了解各个避孕手段的适用性、优缺点和可及性。想一想什么才是适合自己的避孕方式，再和专业的医生商讨、复议，然后实施。

通过介绍，大家选出想要的、适合自己的产后避孕方式了吗？

身体是自己的，希望广大女性朋友们能掌握生育主动权。这些计划生育的手段与措施作为有用的工具，让女性朋友们实现无论生与不生都最大程度遵从自己的选择与计划。

作者小档案

高颖，2018 年毕业于清华大学医学院，获医学博士学位。同年入选北京协和医院 2018 级临床博士后项目，目前是妇产科住院医师。

顾宇，2005 年毕业于北京协和医学院八年制临床医学专业，获医学博士学位。现任北京协和医院妇产科副主任医师、妇科肿瘤中心主任助理，从事各类妇科良、恶性肿瘤的诊治及研究工作。

表 3 不同避孕方式的特点

避孕方式		激素	使用年限	风险
长效可逆避孕方法（LARC）长期高效可逆 WHO首推	宫内节育器（IUC）产褥期感染禁用	带铜节育器（铜-IUD）分为T型、宫腔型	—	≥10年	未见不良影响 铜过敏禁用
		左炔诺孕酮宫内缓释系统（LNG-IUS）痛经、月经过多有治疗效果	左炔诺孕酮	5年	约0.1%通过乳汁分泌，但产后6周使用LNG-IUS对婴儿生长发育未见不良影响
	皮下埋植剂		国产左炔诺孕酮、进口依托孕烯	3～5年	对产妇的乳汁无影响；对其哺乳的婴儿生长发育未见影响
	单纯孕激素避孕针		醋酸甲孕酮（DMPA）	3月	对乳汁和新生儿、婴儿无不良影响
短效避孕法	屏障避孕法，如避孕套		—	按需	使用失败率高
	复方短效避孕药（COC）		孕激素+雌激素	按月	雌激素可影响乳汁分泌量及成分，增加产后血栓发生的风险
永久避孕	绝育术		—	永久	可逆性差

宫腔镜手术对将来生育的影响

王悦 🐝

　　很多患者在手术前都会问到宫腔镜手术是否会影响到将来的生育，尤其是陪着女儿看病的妈妈，特别怕一次手术会永久性地损伤孩子的子宫，造成不孕。这个担忧也是非常容易理解的，毕竟外科手术原理就是通过制造一种新的创伤来治疗疾病。那么应该怎样来看待这个问题呢？

　　我们说，世间万事万物都有两面性，即利益和损伤总是并存的，就像没有绝对的好人，也没有绝对的坏人一样。手术总会带来一些痛苦、创伤和风险，所以应该先看看获得的收益是否能与之匹配。

　　在选择宫腔镜手术前，身体通常会存在某些异常，比如，偶尔阴道莫名奇妙地出血，B超检查又提示内膜层有不均匀的强回声，这很可能长了子宫内膜息肉。但是B超检查一定准确吗？当然不是啦！其准确性大概也只有60%～70%，同时还跟检查的时机、操作医生的经验密切相关，所以凭一张B超单要确诊是不可能的。

　　首先，医生只能有一个倾向性的诊断。当然，综合各方面的信息，这个倾向性也有0～99%的区别。所以医生的倾向性对于做出是否手术的选择相当关键。但是，也有医生毫无倾向的情况，也就是各种信息产生了矛盾或者缺失太多，这时候患者就要相信自己的身体，如果经常性出现异常情况，如出血、阴道炎等，这些症状就是身体发出的警告，就算检查单上没有明确的提示，也需要积极检查和治疗。患者可以选择宫腔镜手术来解决身体的一些异常，如果异常情况长期存在，也是可能会影响生育的。

其次，来看看手术过程。宫腔镜是一种通过阴道宫颈进入宫腔的自然腔道手术，创伤比较小，也可以单纯作为一种检查工具。如果手术操作娴熟，精准定位病灶，或者选用一些损伤较小的冷器械，就可以将手术的损伤局限，这样的话对子宫的损伤还是比较小的。但是，疾病本身的种类和范围是会影响手术的损伤的，比如，处理一个直径 1 厘米的子宫黏膜下肌瘤和一个直径 5 厘米的肌瘤所面临的风险当然是完全不一样的，留下的创面大小也完全不同。所以，疾病的严重程度是手术创伤大小的一大决定因素，当然手术操作也至关重要。

宫腔镜手术对未来生育的影响需要从两个方面来判断：一方面是疾病本身的严重程度，这一点除了看检查，还要看患者自身的症状；另一方面是宫腔镜是否为处理该疾病的最佳选择，这一点最好根据多方面的信息，并且请专科医生帮助判断。

敲黑板

宫腔镜手术是一种微创的妇科手术，术后如果出现以下症状，需及时向医生反馈。

1. 腹痛。轻微的腹痛是正常的，因为手术过程中会使用液体充盈宫腔，其中有部分液体会通过输卵管进入腹腔，引起腹痛。但是如果腹痛加剧，并且持续时间比较长，需要及时告诉医生。

2. 出血。术后可能会有少量阴道出血，如果阴道出血量增多的话，需要引起重视。

作者小档案

王悦，2006 年毕业于北京协和医学院八年制临床医学专业，获医学博士学位。现任浙江大学医学院附属妇产科医院副主任医师、日间手术中心副主任。擅长各种子宫腔疾病诊治，尤其擅长中重度宫腔粘连手术和助孕、宫腔息肉手术、子宫畸形矫治、复发性流产处理等。

你知道吗？

新指南不再推荐乳腺自检，建议定期查乳腺超声

乳腺不是妇科范畴，通常在乳腺科、普外科等就诊

女孩月经过早，或影响身高增速

流产后 1 个月左右月经会来潮

超过 5 厘米的卵巢囊肿建议手术

宾馆里的马桶和床单传染性病的概率非常低

子宫切除多会保留宫颈，不会影响性生活

注射 HPV 疫苗，不能 100% 阻止宫颈癌的发生

第三章

常见病

女性身体的真相

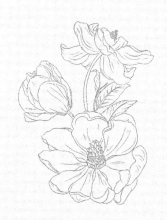

为乳房健康状态分级

茅枫 🐛

随着诊断书写的规范，患者可以清楚地看到彩超或者钼靶报告单上的乳腺影像学 BI-RADS 分级，BI-RADS 一词，是美国放射学会的"乳腺影像报告和数据系统"（Breast Imaging Reporting and Data System）的缩写。

很多人来门诊问的最多的一句话就是："医生，我现在 BI-RADS 3 级了，是不是马上就会变成 4 级，然后变成癌了？"事实真的如此吗？ BI-RADS 的 3 级到 4 级，真的只是一步之遥吗？

BI-RADS 分级的意义

BI-RADS 0 级：是指评估不完全，也就是说看不清楚，需要进一步评估诊断。

BI-RADS 1 级：阴性结果，未发现异常病变，即正常乳腺。

BI-RADS 2 级：良性病变，可基本排除恶性，定期复查即可。

BI-RADS 3 级：基本是良性病变，病变的恶性率一般小于2%。

BI-RADS 4 级：可疑恶性病变。需要医生进行临床干预，一般首先考虑活检。此级可进一步分为 4a、4b、4c 三类。

4a：需要活检，但恶性的可能性较低（3% ~ 30%）。如活检良性结果可以信赖，可以转为半年随访。

4b：倾向于恶性，恶性的可能性为 31% ~ 60%。

4c：进一步疑为恶性，恶性的可能性为 61% ~ 94%。

BI-RADS 5 级：恶性可能性 ≥ 95%，应采取积极的诊断及处理。

BI-RADS 6 级：经过活检证实为恶性，但还未进行治疗的病变。

其实，除了 BI-RADS 6 级以外，其他都是人为设定的分级，分级的结果与医生的经验、影像机器的好坏等有很大的关系。当你看到分级结果，第一步不是惊恐，而是去找医生，找个专业的专科医生来判断，要不要做手术或者做进一步的检查。

BI-RADS 的 3 级到 4 级，真的只是一步之遥吗?

很多被划分为 3 级的患者最大的担忧是 3 级的病变到底会不会很快发展成 4 级？其实，影像学的分级只是告诉我们这个时间断面的病变到底有多少恶性的可能性，而并不是告诉我们这个病变以后有多大概率会发展成癌。癌，不会先长个瘤子出来吓唬你一下，然后再蹑手蹑脚地进化成癌的。

所以说，3 级的病变要走向 4 级，和 1 级的病变走向 4 级是同样艰辛的道路。其实，古老的自由落体实验早就告诉我们：事实的真相和臆想的结论会是不一样的。如果，当时检查的时候不是癌，那么无论 1 级还是 3 级，以后转化成癌的概率是差不多的。

敲黑板

钼靶报告单在上方描述处也有个BI-RADS分型（腺体类型），注意，是分型！这个指的是腺体致密程度的划分，和恶性程度无关。患者如果看到分型为IV级，说明腺体还很致密，有功能。

作者小档案

茅枫，1998年毕业于北京协和医学院八年制临床医学专业，获医学博士学位。现任北京协和医院乳腺外科副主任医师。擅长乳腺疾病的诊治，乳腺癌的手术、化疗、内分泌治疗等综合治疗。

当"乳腺结节"遇上"钙化"

🕊 刘凤林

　　38 岁的张女士最近乳房超声体检发现："右乳点见一个低回声结节，大小为 1.2 cm×0.8 cm×0.5 cm，边界清，形态规整，内部回声欠均匀，并可见多枚粗大钙化，伴强回声。彩色多普勒超声（CDFI）：低回声结节内未显示明显血流信号。双腋下未显示肿大淋巴结。"

　　张女士非常担心，钙化的结节是不是癌症前期表现？是否马上要手术呢？对于张女士的担心和问题，我们来听听医生的意见。

乳房的构成

　　乳房主要由乳腺和脂肪组织构成。乳腺被脂肪组织和结缔组织分隔成 15 ~ 20 个乳腺小叶，以乳头为中心呈放射状排列。每个小叶都有单独的输乳管，开口于乳头顶端的输乳孔。乳管系统好比大树的根，地面上突起的树桩就是乳头。

什么是乳腺钙化？

　　乳腺结节有良恶性之分，钙化也分良恶性。乳腺钙化点是指可以在乳房 X 线片上看到钙化物。有一部分钙化是乳腺间质中钙盐沉积，导管内分泌物潴留后钙化。也有少部分钙化有可能是导管癌中坏死物钙化。

乳腺结节伴钙化的分型

乳腺结节伴钙化的情况很常见，通常分两种，一是良性结节伴钙化，二是恶性结节伴钙化。如何来分呢？医生多推荐通过做彩超和钼靶及乳腺磁共振来评估结节性质，以及是否需要手术。

乳腺结节伴钙化可分为典型的良性钙化和可疑恶性钙化。典型的良性钙化有：皮肤钙化、血管钙化、粗糙或爆米花样钙化（多为退变的纤维腺瘤）、缝线钙化、营养不良性钙化等。可疑恶性钙化如果出现不定形钙化，即钙化呈现出段样、线样及成簇分布时，需要临床进一步活检。粗糙不均质钙化多有融合，形态不规则可能为恶性表现、细小多形性钙化、细线样或细线样分支状钙化多提示钙化是由于被乳腺癌侵犯在导管腔内形成。

可疑恶性的钙化结节需要手术治疗，可以通过穿刺来明确性质，也可以在术中经冰冻病理诊断，良性的钙化可以定期随访。平时注意健康饮食，规律生活，抽烟酗酒可能会增加患乳腺癌的概率。

作者小档案

刘凤林，2000 年毕业于北京协和医学院八年制临床医学专业，获医学博士学位。现任复旦大学附属中山医院胃肠外科副主任、副主任医师。对普外科常见疾病和危重症患者治疗有较为丰富的经验，特别擅长胃肠道肿瘤的综合治疗和微创手术。

长了乳腺纤维瘤，我该怎么办？

🌸 茅枫

　　"您这儿好像有个东西。"门诊检查发现患者的乳房有肿块。体格检查之后，再结合乳腺彩超，发现这个肿块只是一个边界清楚、形态规则的小结节，考虑为良性纤维腺瘤的可能性大。可是我在解释的时候，却发现陷入了一个死循环，久久不能摆脱。

　　患者问："这是什么东西？"

　　我答："考虑纤维腺瘤可能性大。"

　　患者问："会不会癌变？"

　　我答："癌变的可能性很小。"

　　患者问："要不要做手术？"

　　我答："不需要。"

　　患者问："那不做手术，以后会不会癌变？"

　　我答："以后癌变机会很小。"

　　患者问："那要不要做手术？"

　　……

到底什么是乳腺纤维腺瘤？

　　乳腺纤维腺瘤，常见于年轻女性中，是最常见的乳腺良性肿瘤。它的发现，可能是自己无意中摸到的，也有可能是别人无意中摸到的，或者是体检时彩超发现的。

14%～25%的纤维腺瘤为多发或双侧的，共同特点是边界清楚、形态规则、可以活动。

乳腺纤维腺瘤癌变的可能性大吗?

通过查阅国外相关研究报告，都告诉我们纤维腺瘤并不会增加个体得乳腺癌的机会。我用通俗的语言概括了一下，也就是说：纤维腺瘤以后恶变的概率并不会比普通腺体恶变的概率高多少。

从乳腺癌的起源来讲，目前观点还是一个出身论：细胞出现突变到一定程度也就形成了癌，而不是细胞先要长成纤维腺瘤那样子警告你一下，再变成癌的。所以，乳房里长了一个光溜溜的小瘤子，你完全可以摸着玩，别有太大的心理负担。或许，你的心理负担对健康造成的影响比这些小瘤子还大呢。

得了乳腺纤维腺瘤，是不是一定要做手术?

至于乳腺纤维腺瘤的治疗，其实是有争议的。特别是对于年轻女性而言，有了肿块，癌变和死亡是其最焦虑的事，但美也同样是不肯放弃。所以，对于纤维腺瘤的治疗方案，往往应由患者和医生共同来确定。毕竟，手术会对皮肤、皮肤神经、腺体产生不良反应。良性病变，还可以通过规律的临床乳腺检查和乳腺影像学检查等来监测，甚至可以做穿刺来明确性质。

纤维腺瘤一旦形成，药物等都是没办法让肿瘤消除的，而手术是唯一的解决办法。所以，对于各种用来消解肿块的药物，我不敢否定，但会避而远之。而手术的决定，其实应当是一件谨慎的事。我们一位老前辈讲过"拿刀切肉，没有切不下来的"。但是什么时候需要去切这个肉，却是医生要思考一辈子的难题。

纤维腺瘤，其实就像脸上长了一个瘊子，让你不好看，让你不爽，但并不一定会妨碍你的健康！

所以，我们一般对相对比较大的肿瘤、怀疑为恶性的肿瘤（这个时候就不能叫纤维腺瘤了）或者实在磨不过患者的时候，才有可能会建议手术。

作者小档案

茅枫，1998 年毕业于北京协和医学院八年制临床医学专业，获医学博士学位。现任北京协和医院乳腺外科副主任医师。擅长乳腺疾病的诊治，乳腺癌的手术、化疗、内分泌治疗等综合治疗。

为预防癌症要切除乳房和卵巢吗？

肖丹华 🍀

　　癌症科学家李治中（笔名：菠萝）曾经介绍过好莱坞女星安吉丽娜·朱莉预防性切除双侧乳房和卵巢之事，并提出疑问：如果能重来，她还会做同样的决定吗？

　　对于这个问题，我和菠萝有不同的看法，有话不得不说。

安吉丽娜·朱莉做了什么决定？

　　朱莉是犹太人，身上携带有遗传性 *BRCA1* 突变基因。

　　BRCA1 和 *BRCA2* 是两个肿瘤的抑制基因，当它们正常工作时，可以控制细胞生长和帮助修复有损伤的细胞，防止癌症的发生。但是当这两个基因突变后，正常的功能丧失，机体发生癌症的概率大大增加，尤其是女性乳腺癌和卵巢癌。

　　BRCA1 基因突变者，患乳腺癌的概率从普通人群的 12% 上升到 55%～65%；患卵巢癌的概率更是从普通人群的 1.3% 上升到 39%。*BRCA2* 基因突变也好不到哪去，让人患乳腺癌的概率为 45%，患卵巢癌的概率则为 11%～17%。

　　这两个基因的突变是家族遗传性的，男女双方都有可能发生（但更多影响的是女性携带者）。而且这个基因突变是显性表达，也就是说，只要父母双方有一人携带此突变基因，孩子携带的概

率就会有 50％。如果父母双方都携带，孩子携带的概率则高达
75％，甚至 100％。

BRCA 基因突变在亚洲人中的发生率并不高，仅为 0.5％，
但在犹太人中的发生率却高达 8.3％。很不幸，朱莉的家族就属于
此列。她的家人中，有三位女性年纪轻轻就患有乳腺癌或卵巢癌，
包括她的母亲。朱莉的母亲 49 岁时发现患有卵巢癌，朱莉亲眼目
睹了妈妈近十年与癌症搏斗的过程，多次的化疗、反复的病情、
难以描述的身体上的痛苦和精神上的折磨，最后在 56 岁时辞世。

所以，当朱莉的基因检测显示她也带有此突变基因，医生预
测她将来患乳腺癌的概率高达 87％，患卵巢癌的概率高达 50％
时，她毫不犹豫地做出了决定，她要主动出击，杀癌症于无形！
她要健康地活着，陪孩子们长大，抱孙辈们在怀里（这是她的母
亲没能做到的），而不是活在癌症的阴影里。

2013 年 2 月，她 37 岁的时候，做了预防性双侧乳房切除术。
2015 年，39 岁的她又做了双侧卵巢和输卵管切除术（BSO 手术）。
关于这两次手术，她都在《纽约时报》上撰文，描述自己的亲身经历，
鼓励和她一样有癌症高危风险的女性，前去筛查并寻求医生的帮
助，积极治疗，除了被动地等待癌症的发生，其实还有别的选择。

朱莉的勇敢举动，在美国获得了绝大多数人的赞赏和认同，
也引起了社会对此问题的广泛关注，鼓励了许多同样带有 BRCA
突变基因的女性更积极主动地决定自己的命运。

但是，在国内，却有不少人不理解她的做法，不了解她如此
选择背后的科学依据，就连非常靠谱的癌症科学家菠萝也对此持
怀疑态度，提出：随着癌症化疗新药的出现，朱莉会不会后悔她
的选择？

安吉丽娜·朱莉的选择明智吗？

我们来看看，朱莉的选择是一时冲动、鲁莽之举，还是经过深思熟虑、有足够临床和科学证据支持的明智选择？

从流行病学的角度来看，当一件事情使人们将来发生疾病的风险大大增加时，我们就该采取措施，降低患病风险。吸烟就是个最典型的例子。吸烟使男性患肺癌的风险增加了 23 倍，使女性患肺癌的风险增加 13 倍。我想不会有人质疑，戒烟是降低肺癌发生的最有效的方式，尽管戒烟会使人食欲增加、体重增加，某些人会出现情绪不稳定、疲乏、焦躁，甚至抑郁等症状，但是和癌症相比，这些都不值一提。

同样，当朱莉携带的基因突变使她将来患乳腺癌的概率高达 87％时，主动采取措施、降低患癌的风险，难道不是最合理的吗？预防性双侧乳房切除术后，朱莉患乳腺癌的风险从 87％降到了 5％，已经远远低于普通人群。

• 切除乳房，会对身体造成损害吗？

首先，乳房切除术其实是一个小手术，既不要开胸，也不要开腹，连全麻都用不着，只需镇静、睡眠，许多人甚至都不用住院。其次，乳房作为育龄期妇女哺乳的器官，在其功能完成后，切除它并不会影响身体的其他任何功能，不会影响日常生活和运动，也不会影响健康。在配方奶几乎已经可以取代人奶的今天，哺乳这一功能必要时也是可以牺牲的了。

另一方面，整形手术的飞速发展，使得重建的乳房完全可以乱真，甚至可以比以前更漂亮，乳房切除术后并不会影响身体的外观，不会使女人味有丝毫的减少，也不会影响性生活的质量，有些人甚至在术后变得比以前更自信。

相反，如果固守着"女人必须有乳房，宁死不能切"的陈腐观念，才是真的不可取。就像电视剧《红楼梦》里黛玉的扮演者陈晓旭那样，即使在已经诊断有乳腺癌的情况下，依然坚持不愿切除乳房，导致癌症的转移扩散，过早辞世，令人惋惜。

● 卵巢到底切，还是不切？

说完了乳房，再来说卵巢。

和预防性乳房切除相比，预防性卵巢切除才是更重要、更有效、也对身体影响更大的手术。

卵巢，因为它深藏于腹腔的最深处，个头又小，发生了癌变很难发现，现有的筛查技术对发现早期卵巢癌几乎无能为力，一旦发现，85% 已是腹腔多处转移的三期或者是已有远处转移的四期。因此，卵巢癌相当于"恶性"，诊断时为三期癌症的五年生存率仅为 39%，四期癌症的五年生存率仅为 17%。也正因为如此，对于有 *BRCA* 基因突变的高危人群进行预防性双侧卵巢切除，才更能有效地减少恶性肿瘤的发生，显著改善这些人的生存质量和生命预期。从经济和医疗资源的角度，也能显著减少以后反反复复多次手术和化疗的庞大开支，对患者本人和整个社会都有益。

一项包括了 1557 名 *BRCA* 基因突变携带者的前瞻性国际性研究发现：BSO 手术使这些人的卵巢癌风险下降 72%，尤其是 *BRCA1* 突变携带者；乳腺癌的概率也有显著下降。更值得关注的是，BSO 手术降低了她们各种原因的死亡率，尤其是卵巢癌相关的死亡率。

换句话说，这些突变基因携带者，做了手术的比没做手术的活得更长。

另一项更大规模的临床研究也得出了相同的结论。他们调查了 5783 名 *BRCA* 基因突变携带者，发现 BSO 手术使她们发生卵巢癌、输卵管癌或腹膜癌的概率下降 80%。同时，到 70 岁时，做了预防性 BSO 手术的，各种原因的死亡率下降 77%。

当然，因为卵巢在女性体内有着不可替代的重要功能——生育和分泌女性激素，切除卵巢势必会造成提前绝经。所以预防性 BSO 手术一般推荐 35～40 岁、生育任务完成后及绝经期之前的女性，选择尽量不影响生育功能，但依然能有效降低卵巢癌发生率的年龄段来进行。

对于有家族病史的患者，则推荐在家庭成员诊断患癌症的年龄之前 10 岁进行，因为大多数癌症的发生都有 5～10 年的孕育潜伏期，早 10 年切除才能有效阻止癌症的发生。

朱莉的母亲 49 岁时诊断有卵巢癌，而 2015 年，39 岁的朱莉已经有了自己的三个孩子。虽然这一年的常规检查在影像学上并未发现卵巢早期癌变的任何迹象，但非特异性的血液检查中却出现了某些指标的异常，因此在医生的建议下，朱莉做出了决定：切除卵巢！

这一决定，绝不是"赌一把"的意气用事，而是在了解了各种可能的情况，经历了几年的深思熟虑，并有强大的临床数据支持下的成熟理性选择。

BSO 手术后，大多数人需要长期使用雌激素和孕激素补充治疗至 50 岁左右。提前绝经、发生骨质疏松和心血管疾病的可能性增加，这些对身体负面的影响，可以通过补充维生素 D，加强锻炼，戒烟，控制血压、血糖、血脂等方式来降低风险。而致命的卵巢癌一旦发生，则再无机会挽回。

两害相侵取其轻，如何选择更明智，相信大家已有所认识。

关于携带 *BRCA* 突变基因的高危人群，专业人士有话说

美国国家癌症网（National Comprehensive Cancer Network）和相关专业医师协会对这一类高危人群的推荐指南：

1. 对已知 *BRCA* 突变基因携带者，预防性双侧乳房切除可以有效降低患乳腺癌风险。对已诊断有晚期卵巢癌的携带者，则不再推荐乳房切除术（除非卵巢癌已有 5 年以上），因为此时患者的生存取决于卵巢癌。

2. 对已知 *BRCA* 突变基因携带者，预防性 BSO 手术是唯一证实有效的降低卵巢癌风险的方法，推荐年龄在 35 ~ 40 岁，生育功能已经完成后进行。对于已诊断有早期乳腺癌的携带者，此推荐依然适用。

3. 对于有很强的卵巢癌家族史的人，即使 *BRCA* 检查正常，进行预防性 BSO 手术也是合适的。对于有乳腺癌但没有卵巢癌家族史的人，如果 *BRCA* 检查正常，不推荐 BSO 手术。

4. 对携带有 *BRCA* 突变基因，但选择不进行双侧乳房预防性切除的人，推荐每年进行乳腺钼靶扫描和乳腺核磁共振进行癌症筛查。对她们予以抗雌激素类或芳香酶抑制剂类药物治疗，预防或减少癌症的发生，也是合适的。

5. 对携带有 *BRCA* 突变基因，但选择不进行或尚未进行 BSO 手术的人，推荐从 30 岁或家族中最早诊断有卵巢癌的年龄

提前 5 ~ 10 岁开始，每 6 个月进行卵巢癌筛查，包括经阴道超声检查和血液 CA-125 检查。但目前尚无高质量的数据证实这样做有效。

6. 对携带有其他突变基因导致乳腺癌和卵巢癌发病率显著增加的人，这些推荐同样适用。

7. 携带有 *BRCA* 突变基因的男性，其患乳腺癌和前列腺癌的风险增加，推荐比常规年龄更早地开始前列腺癌筛查。推荐常规进行乳腺临床检查，发现有乳腺增生的，推荐进行乳腺钼靶扫描。

想要了解是否携带突变的 *BRCA* 基因，应该怎么做？

那么什么人应该去做基因检测，了解自己是否带有这个可怕的、致癌的、突变的 *BRCA* 基因呢？

如果你的家族中，有人在 50 岁前得了乳腺癌，有人两侧乳房都得了乳腺癌，有人同时得乳腺癌和卵巢癌，有多人得乳腺癌或卵巢癌，有男性得乳腺癌，那患癌的这些人首先应该去检查，看是否带有 *BRCA* 或其他的基因突变。

如果他们基因检测呈阳性，那你做为亲属，应首先找遗传专科医生咨询，根据家系图，判断你可能阳性的概率，再和医生讨论决定是否应进行这项检查（儿童不推荐进行该基因检测）。

作者小档案

肖丹华，1997 年毕业于中国协和医科大学，获临床医学博士学位，2004 年毕业于美国哥伦比亚大学，获人类营养学博士学位。现就职于美国大西洋医疗系统，任营养代谢专科医生，擅长诊治各类营养代谢相关疾病。

月经的故事

🕱 舒珊　顾宇

月经，自然而普通，再平常不过；

月经，是生儿育女的前提，绝对少不了她；

月经，是提醒您了解自己身体的窗口；

月经，是最亲密的贴身伙伴。

爱她，更要懂她。

月经是什么？

中文"月经"一词来自祖国医学的描述："天人相应"，女性胞宫周期性出血与月之周期一致，故称"月事"。《内经》称为"月事"，《伤寒论》称为"经水"，《脉经》称为"月经"。"经"强调规律性；"月事"为隐晦之辞。

英文"menstruation（月经）"，出现于 14 世纪末中世纪的"menstrue"一词，源自古法语"menstrue"，或源自拉丁语"menstruum"，意思为"每月出血"。

人类认识、接受月经的历史，经历了从拉黑到科学认识的曲折过程。上古时代，禁止行经妇女接触开花的植物，据说经血中有对植物有害的物质，即便在当代的不发达地区，仍有对月经的种种误解。

为了让广大女孩认识月经，Disney （迪斯尼）公司 1946 年 10 月 18 日发行了影片——《月经的故事》，共 10 分钟。对！没错，70 年前就有了对月经的科学认识，现在看来仍有科普意义、值得观赏。

认识月经这扇窗

● 月经周期

大千世界无奇不有，月经周期因人而异。

国内共识是：正常月经周期是 28 天 ±7 天；< 21 天是月经频发；> 35 天为月经稀发（或者每年月经少于 9 次）。初潮 1 年内，月经紊乱尚属正常。国际标准为：初潮后 1 ~ 3 年，周期 21 ~ 45 天；初潮 3 年后，周期参考 21 ~ 45 天的标准。

当然，数字有意义但不绝对。临床中常常遇到个例，如果仅时间上异常并不意味着疾病，也不是必须干预的情况，除非伴随着其他异常情况，比如不排卵、不孕、内膜厚、甲状腺疾病等。

● 月经量

按以往月经血统计结果，月经血一般约 50 毫升（月经期的总量），> 80 毫升属于月经过多；如果 1 ~ 2 小时湿透一片日用卫生巾，接连 2 ~ 3 个月都这样，还伴随着心慌乏力，这就是"月经过多"，您需要找大夫查原因，比如是否存在黏膜下肌瘤、子宫腺肌病、子宫内膜息肉、子宫内膜增生、凝血异常、血液病等情况。

< 5 毫升算月经过少，这连一张卫生巾都铺不满。其实，5

毫升是想传递这样的信息：一来月经，就不止 5 毫升。所以，只要月经来，就不算少。这里说的"少"更指相比原来的月经量减少，需排除宫腔粘连、子宫内膜结核、甲状腺功能异常等疾病。

如果觉得主观描述不精确，月经量、颜色都可以通过使用卫生用品（月经杯）进行了解和估量。

● 月经持续的时间

通常月经持续 3 ~ 7 天。一旦持续时间过长，需要查找原因，比如是不是子宫内膜增厚，子宫肌瘤导致内膜不平，血管增生，子宫收缩不协调、乏力，宫颈管粘连等，还需预防感染或贫血，这些情况都需及时医治。如果 < 3 天，则提示月经偏少。

跟月经做朋友

月经，是悄然出现、暗潮涌动、排山倒海，还是让你翘首以盼，或者不期而至？了解这个老朋友，请这样做：

● 养成记录月经的习惯

记录月经可以客观描述生育力、了解避孕或备孕时机、对比月经变化等。

记录内容：月经周期（从前次月经第一天到本次月经第一天的天数）；月经持续时间（从开始到结束的天数）；拍照 / 记录卫生巾湿透的范围、经期伴随的不适（头痛、腹痛、恶心、呕吐、腹泻、便秘、出鼻血等）。

记录后总结：月经有无规律？多少天来一次？一次来几天？血的颜色是咖啡色、暗黑色还是紫红色、鲜红色。有无伴随：头痛（头疼的部位）、腹痛（腹痛部位：以肚脐为界，上腹还是下腹痛，或者腰骶部酸痛）、腹泻（或大便次数增多）等。

进一步了解排卵期：排卵期通常在下一次月经前的第 14 天，此时白带如蛋清或鼻涕样，有时会伴随肚子隐隐胀痛、肛门隐隐坠痛，一般 2 ~ 3 天会自然消退，不伴发热。一旦持续、加重、出现发热，需及时找医生排查其他原因；如果想备孕，看到有蛋清样白带，晚上可以安排一次房事，过 2 天再来一次。每周 2 ~ 3 次的爱爱节奏可以保障男女双方的最佳精力备孕。还有，记得备孕前做个男女双方的孕前体检，以免怀孕后出现进退两难的尴尬（比如怀孕后发现的黏膜下肌瘤、卵巢囊肿、宫颈病变、甲减、无症状的病毒感染等）。

现在都有各种大姨妈 app，其原理是根据以上知识编出的程序，预测下次月经和排卵期，这类 app 非常方便，但他真的不是"预言家"，您一定留个心眼儿：按照这些日子"安全期"避孕，出现意外一点也不意外。

● 月经期的生活

关于洗澡

月经期更应该洗澡（淋浴），至少要清洗外阴，用干净的毛巾或卫生纸擦干。月经血容易沾染在外阴、阴毛等处，血液是细菌喜爱的沃土，不及时清洗增加感染的风险。此时，洗洗更健康。

关于运动

不建议因月经而限制运动，但避免剧烈活动。当然，具体运动方式因人而异。女生们体育课都享受过免上特权。一个眼神，老师秒懂。告别校园后，运动属于个人选项，随着全民健身的普及，大姨妈期间是否该运动一时引起热议。

网上"生理期运动容易患上卵巢囊肿或子宫内膜异位症"的说法已被"辟谣"。英国跑步教练萨姆·墨菲列出女性生理期跑步8点注意事项值得借鉴：

1. 充足睡眠；

2. 不要超出身体极限；

3. 减量减频至平时正常锻炼量的一半；

4. 减小运动强度，切记慢速、小步幅、低时间；

5. 保持低心率；

6. 少女初经期不宜跑步；

7. 注意保暖，避免感冒；

8. 不要勉强自己。

以上，谁坚持，谁懂。

关于饮食

冷饮、凉白开这些传统生冷食品并不绝对，因个人习惯、环境而异。少女时期月经初来，容易受影响，需要稍加注意。由于月经期有失血、胃肠功能略有下降，建议不要增加胃肠负担，清淡、适量饮食。

关于休息

月经期因失血，天然懒动犯困，有些人月经前因激素下降会有不同程度的失眠，月经期可适当补觉。

一旦记录、了解自己月经的规律，从此就跟月经交上朋友啦，她有时候会悄悄告诉您：这个月月经量少一点，或者这个月稍提前几天……她可能在提醒您：最近熬夜、焦虑、吃饭没规律。这时您需要赶紧调整一下节奏，别让老朋友失望哦！否则老朋友不来、乱来，都是烦恼。如果这种小偏差天长日久得不到纠正，可能您的月经会带您看医生去啦。

告别月经——挥手作别，不带走一片云彩

月经因卵巢成熟而生，因卵巢衰竭而退。

更年期不是病，却容易是多事之秋。此时卵巢如熄灭前的火焰，火苗不稳，或猛然上窜、或苟延残喘、或戛然而止。

作为她的载体，与月经作别期间您不必惊慌，陪伴几十年的老朋友在弥留之际的确多有不舍。此时，相见不如怀念，潇洒对自己说"再也不用担心那几天啦"，多出来的时间、精力，可以锻炼身体、有氧运动，鱼虾、蛋奶等各种吃的搞起来，如果以上还不能缓解您的焦虑、失眠、出汗、烦躁，找妇科医生，检查、评估、适当补充雌孕激素或中西结合，安全度过更年期。

此时，故事里的月经，真的成了故事。

作者小档案

舒珊，2016年毕业于北京协和医学院，获医学博士学位。现任北京美中宜和妇儿医院万柳院区妇科副主任医师。擅长子宫肌瘤、卵巢囊肿、宫颈疾病、不孕症的诊治及宫腹腔镜手术。

顾宇，2005年毕业于北京协和医学院八年制临床医学专业，医学博士，现任北京协和医院妇产科副主任医师、妇科肿瘤中心主任助理，从事各类妇科良、恶性肿瘤的诊治及研究工作。

月经之痛，区分解决

🐞 赵栋

常常听身边一些姑娘们悄悄地聊天，来月经时痛得死去活来，床上打滚。不少男生们有点不屑，有这么夸张嘛？！

你别说，真有这么痛！大家都知道疼痛有 12 个级别，分娩之痛是 12 级，那么你知道痛经是几级吗？8 级，即剧烈痛。那么接下来就来聊聊痛经那点事儿。

什么是痛经？

痛经，是指月经期或行经前后出现下腹疼痛、坠胀，伴有腰酸或其他不适症状，其能够严重影响生活质量。

我们将痛经分为两类：一类是原发性痛经，通俗来说就是指生殖器官没什么毛病，这类痛经约占 90%；另一类是继发性痛经，由盆腔疾病，如子宫内膜异位症、子宫腺肌病、阴道子宫畸形等病变引起。这类较前者复杂，治疗也相对困难。

原发性和继发性痛经怎么区分？

目前认为，原发性痛经主要与月经时子宫内膜的前列腺素含量增高有关，导致子宫收缩过强、血管痉挛，子宫出现缺血、缺氧，从而引起疼痛。此外，还与精神、神经、个人主观感受和对疼痛的敏感程度有关。原发性痛经于青春期多见，常在初潮1～2年发病，疼痛多在月经来潮后开始，第一日最剧烈，持续两三日后可缓解，可伴有腰痛、大腿内侧痛、恶心、呕吐、头晕、乏力等不适，最关键的是妇科检查没发现异常情况。所以，有女待字闺中的妈妈们，要特别留意孩子经期有没有异常症状。

另一类，继发性痛经，常见的病因有子宫内膜异位症、子宫腺肌病、生殖器官畸形等。子宫内膜异位症是指在子宫体以外的部位出现子宫内膜，多见于育龄期女性，常伴有性交不适、不孕、经量或经期异常等。子宫腺肌病是指子宫内膜侵入子宫肌层，多见于经产妇，常伴有经量过多、经期延长，疼痛位于下腹正中。这两类疾病患者大部分有痛经逐渐加重的情况。生殖器官畸形，如处女膜闭锁、阴道闭锁等，多在青春期后出现周期性腹痛，但未发现来潮，若发现这种情况，要及时就医。

虽然继发性痛经并没有原发性常见，但随着现在人工流产，以及剖宫产率的不断升高，继发性痛经的女性比例越来越高，而且继发性痛经往往合并其他妇科疾病，建议及时到专科医院进一步诊治。

痛经了怎么办？

月经对很多痛经的女性来说，简直是挥之不去的"痛"。这痛，真的挥之不去吗？

接下来我们了解一下缓解原发性痛经的小妙招：

首先，经期要尽量消除紧张和顾虑，保证足够的休息和睡眠、适度的锻炼及戒烟，这都对缓解疼痛有一定的帮助。很多女性发现，痛经时用热水袋敷下腹部可以缓解疼痛，这确实是个有效的小方法。热水袋可以促进周围血液循环，减轻子宫缺血、缺氧，从而缓解疼痛。

其次，通过上述方法如果疼痛还不能缓解时，可以使用抗炎解热镇痛药，避免子宫过度收缩和痉挛，从而减轻疼痛。这类药物有布洛芬、双氯芬酸等。对于使不使用止痛药一直是大家关心的问题，有很多女性宁愿疼到在地上打滚也不愿使用止痛药。其实，止痛药并没有大家想的那么可怕，当非药物治疗无效时，可以尝试先使用低级别的解热镇痛药，这类药物最常见的不良反应是胃肠道反应，必要时适当加点护胃药即可。对于有避孕需求的痛经女性，也可口服避孕药抑制排卵，从而减轻前列腺素含量，达到缓解疼痛的效果。

如果患的是继发性痛经，应及时到医院就诊，寻求医生的专业帮助，及时治疗。

最后，提醒各位女性及关爱女性的男性们，痛经虽是常见病，但千万别把所有的痛经都当成原发性痛经，要警惕排除继发性痛经。

作者小档案

赵栋，2000 年毕业于协和医科大学，获医学博士学位，现任上海交通大学医学院附属第九人民医院妇产科主任。擅长妇科肿瘤、不孕症、子宫肌瘤、宫颈疾病的诊治。

同房后阴道出血意味着什么？

王悦 🐾

　　不少女性朋友怀着忐忑的心情来到门诊，既不好意思，又特别担忧，为什么同房以后会出现不一样的白带，甚至有很明显的出血情况？我们来看一看性生活后出血的几大原因。女性生殖道从下到上的病变都可以表现为阴道流血，但是疾病种类繁多，主要包括以下这些。

出血来自外阴

　　外阴的皮肤黏膜因摩擦受到损伤可引起出血，比较常见的是幼女或老年人，皮肤黏膜脆弱，如果遭受到外部粗暴的摩擦，可以引起出血。另外，外阴炎症性或肿瘤性的改变也可以出血，如霉菌性阴道炎伴急性外阴炎症、外阴尖锐湿疣、赘生物长在阴道口附近等。一般可以看到外阴出血的病灶，比较容易判断出血的部位。出血量可大可小，颜色比较鲜艳。

出血来自阴道

　　女性处女膜未破裂时，第一次性生活可引起出血，大多数是微量出血，但也有黏膜血管粗大而大量出血的例子。有些女性朋友在数次性生活后仍然有出血，可能与黏膜愈合或局部炎症有关，量少时不必特别担心。阴道的黏膜损伤可以引起出血，常常见于绝经后的老年人，由于激素水平下降，黏膜萎缩，可以在性生活后看见显性的出血。如果排除了其他出血问题，需要通过增强局部黏膜抵抗力来治疗和预防下次出血。

出血来自宫颈

宫颈出血是性生活后阴道出血的最常见原因之一，可以是宫颈炎症（包括宫颈息肉也是一种炎症的表现）或者肿瘤引起的。由于肉眼无法分辨上述两种情况，因此医生常常会建议做宫颈细胞学检查和 HPV 检查来帮助诊断。宫颈出血也是比较鲜艳的，而且与月经关系不大，当然宫颈子宫内膜异位症除外。对于宫颈的炎症性病变，当然需要消炎，物理的或者药物的方法都可以，但是有复发的可能。如果有宫颈肿瘤性的病变则需要进一步明确病变的性质和程度，选择合适的治疗方案，宜早不宜迟。

出血来自子宫

这类出血原因也非常常见，可以是生育年龄女性，也可以发生在老年女性身上。出血量有多有少，颜色可以表现为粉红、鲜红、褐色，甚至为黑色。常见的原因有子宫内膜增厚，子宫内膜息肉，子宫内膜结核或者其他炎症，也可以是肿瘤性的病变，因此根据患者年龄，生育情况，出血的量、时间、跟月经的关系，B 超检查的结果等，作出判断并给予治疗方案。治疗可以选择药物，也可以选择诊刮或者宫腔镜手术。

性生活后出血并不可怕，但是要引起重视。下面是几点小建议，供大家参考：

1. 首先明确有没有怀孕的可能。不妨买个试纸测一下，小动作保大平安。

2. 偶尔（≤一年一次）、少量（不用护垫）出血，没有其他伴随症状，可以暂时观察。

3. 经常性（≥3次）、大量（用卫生巾）、持续长时间的出血（超过一周）或伴随其他不适（腹痛、白带多等）等，需要尽快就诊。

4. 围绝经期（≥45岁）或已经绝经后（停经超过1年）出现出血的情况，建议马上就诊。

5. 每年一次妇科体检，确保月经规律来潮，选择合适避孕方式，是女性自我保健的"三大法宝"。

6. 如果疾病跟性伴侣有关，请他一起治疗"抗敌"。

作者小档案

王悦，2006年毕业于北京协和医学院八年制临床医学专业，获医学博士学位。现任浙江大学医学院附属妇产科医院副主任医师、日间手术中心副主任。擅长各种子宫腔疾病诊治，尤其擅长中重度宫腔粘连手术和助孕、宫腔息肉手术、子宫畸形矫治、复发性流产处理等。

关于阴道炎的一些"误区"

王悦

阴道炎是女性一生中几乎都要遭遇的"小"毛病，尤其是在生育年龄阶段，随着月经周期和生育现象，各种各样的阴道炎可能会时不时地"来敲门"，有些时候也会造成不小的困扰。虽然大家对阴道炎耳熟能详，但还是有些"误区"可能会带来不必要的麻烦，我们一起来理一理。

外阴瘙痒 = 阴道炎？

外阴瘙痒几乎是每个女性都有过的经历，尤其是在月经前后、性生活以后。那么究竟什么原因引起了外阴瘙痒？外阴瘙痒是不是就是阴道炎发作了呢？

首先我们要了解一下女性的外阴。女性的外阴实际上是三大系统共用的出口，包括前方的尿道，中间的阴道和后方的肛门。除了结构复杂，与其他部位不同的是，在皮肤组织下还密布神经网络。这意味着什么呢？意味着外阴比其他部位更敏感。任何可以刺激这些神经异常放电的物质或行为都可诱发瘙痒，阴道炎就是其中之一。但引起瘙痒的原因却远远不止阴道炎，它还包括热刺激、抓挠刺激、洗液刺激等，也有些神经本身的病变也会表现为瘙痒，如神经性皮炎。所以，不能单单把外阴瘙痒看成阴道炎。

白带异常 = 阴道炎？

很多时候，我们在门诊接触患者，她们会万般苦恼地拿出一沓化验单，诉说多次就诊无效果的经历。尤其是白带化验单，上面的箭头在短时间内莫名其妙地变化，让人心情不爽。这些患者常常特别关心化验的结果，但对自己的症状却描述不清。"好像白带多一点""外阴偶尔有点痒""肚子有时会有点隐痛"或者干脆"我也说不清"。这些患者把化验单视为自己的疾病，除了平添烦恼，还忽略了真正的病情变化。殊不知，每个人的阴道环境不同，而且时时变化，常规白带检查中的信息量其实无法反应真实病情的。比如说，清洁度三度，可能是阴道炎，也可能就是慢性宫颈炎，这都需要甄别。也就是说，看上去不好的白带结果也不等于就是得了阴道炎。

白带正常 = 没有阴道炎？

也会有一些患者具有白带增多、异味和外阴瘙痒的症状，久治不愈，但是拿到的化验单却是正常的。她们会感到匪夷所思，明明没有查到霉菌、细菌，为什么就是不舒服？

这样的患者没有问题吗？当然不是。也许是没有找对检查的方法，或者没有找对检查的时机，当然也有可能是取的标本正好错过了最典型的那部分。各种原因都可以导致检查的阴性，但这个时候，我们应该相信自己的身体。可以跟医生商量一下，共同排除下影响检查结果的各种因素。目前对白带内病原微生物的检测手段已经比过去多了很多，比如，可以查阴道微生态、核酸检测等，这些都会有针对性地帮助医生鉴别诊断，找到那些"漏网之鱼"。

没有性生活就不会得阴道炎吗？

没有性生活史的小姑娘对妇科是排斥的，但是妇科疾病对她们却并不"友善"。性生活只是一个影响生殖道环境的因素，但并不是所有妇科问题都与之相关。所以当症状出现时，女生还是应该及时寻求帮助。

那么与阴道炎相关的症状有哪些呢？最常见的是白带增多、变黄，在内裤上留下明显的痕迹。还有的会有异味，有一些褐色的分泌物，并且伴随瘙痒。如果这些现象经常性出现，且有加重的趋势，就说明很有可能发生阴道炎。在寻找导致炎症的原因的同时，会开展药物治疗。

要说明的是，即使没有性生活，除了阴道用药，我们还有其他的给药途径。这一点大家不必担心。

治疗阴道炎就是局部塞药杀菌？

在传统的观念里，阴道炎的治疗无外乎局部洗液清洗、阴道用药或配合口服药，症状消失后即宣告治疗结束。但是，不少患者会抱怨"用药的时候好好的，一停药症状不多久就会回来，难道要一直用下去吗？"

要解决这个问题，我们必须先解释下"阴道内环境"这个概念。随着科学进步，我们对阴道的了解逐渐深入，慢慢发现阴道内存在大量微生物，并且它们以特定的组合方式存在于每个人的体内，保持一个稳态，形成小小的"内环境"。阴道炎的发生其实就是这个稳定的内环境发生了变化，多了一些什么或少了一些什么。我们的药物治疗可以杀死致病菌，但却很难帮助阴道再建内环境。如果反复地用药，那恢复内环境稳定的可能性就小，我们称之为"阴道菌群失调"。基于这个观点，在阴道炎治疗上最新的理念是重塑稳态，而不再是单一杀菌。当然这种治疗方案就不纯粹是药物治疗了。

千万不要忽视小小的阴道炎，它跟我们每个女性息息相关。只有正视它，重视它，我们的日子才能"长治久安"。

作者小档案

王悦，2006年毕业于北京协和医学院八年制临床医学专业，获医学博士学位。现任浙江大学医学院附属妇产科医院副主任医师、日间手术中心副主任。擅长各种子宫腔疾病诊治，尤其擅长中重度宫腔粘连手术和助孕、宫腔息肉手术、子宫畸形矫治、复发性流产处理等。

霉菌性阴道炎为何又复发？

✿ 王悦

前些日子，小冉又来到门诊，已经数不清这是她今年第几次跑医院了，到我这里也已经是第 3 次了。

小冉面容憔悴，抱怨加班又让她生生经历了一次"倒时差"，连续几天日夜颠倒是她们"淘宝人"的家常便饭。黑眼圈、肠胃病，还有老朋友"霉菌性阴道炎"都回来找她了。为了这位"老"朋友，她没少跑医院，几乎是月月报到，却仍然无法摆脱。这让她心力交瘁，痛苦不堪。

究竟是为什么，霉菌性阴道炎特别"钟爱"小冉呢？我们来看看她身上有哪些"高危因素"。

小冉从事电商，生活作息不规律，饮食习惯差，喜好辛辣和甜食，常常加班熬夜，从不体育锻炼，属于我们常常说的"肥宅"一族。

霉菌性阴道炎，医学上又称"外阴阴道假丝酵母菌病"，是一种条件致病的妇科常见病。所谓条件致病，就是只有在一定条件下才会发病。正常人群即使携带真菌也不会发病。但是大部分女性在一生中都会得一次霉菌性阴道炎，这并不是什么严重的问题。用药后很快就会痊愈，对身体没有影响。但是，在另一部分女性身上，霉菌却如影随形，阴魂不散，对她们的生活造成极大的干扰，甚至破坏了家庭幸福。针对这些女性朋友，我们就要好好找一找霉菌性阴道炎复发的原因了。

简单的方法，就是把自己生活中的衣食住行仔细捋一遍。

●衣

☆内裤和袜子是不是分开洗的？内裤和袜子一起洗，有时候会交叉感染。

☆内裤有没有用高温（≥60℃）热水浸泡？真菌比较怕高温。

●食

☆辛辣刺激会降低黏膜抵抗力，发病时应避免食用此类食物。

☆甜食可快速提升血糖浓度，促进霉菌生长。另外，不清楚自己是否有糖尿病的，也需要查清楚。

☆抗生素、抗肿瘤药物和免疫抑制剂都可能促进霉菌增生。

●住

☆潮湿的环境有利于霉菌生长，打开的卫生巾要尽快使用，或者密封保存，存放时远离洗澡间。

☆性生活可破坏黏膜，降低抵抗力，发病时要避免。

☆熬夜是免疫力降低的重要原因，可促进霉菌生长。

●行

☆适当运动排汗促进机体免疫力恢复，但也要注意选择合适的种类，合适的运动量。

☆发病期间应避免水下活动和剧烈运动。

☆长期出差旅行可导致免疫失衡，诱发霉菌。

如果上述病因的确存在，要在药物治疗的基础上尝试纠正，这才是治根之法。如果这些都不是引起你发病的原因，那么就借助药物减少复发吧。可以选择敏感的一种药物，小剂量维持一段时间。期间适当的改变生活方式，包括转变心态，调整作息，合理膳食，以一种全新的状态面对每一天。

作者小档案

王悦，2006 年毕业于北京协和医学院八年制临床医学专业，获医学博士学位。现任浙江大学医学院附属妇产科医院副主任医师、日间手术中心副主任。擅长各种子宫腔疾病诊治，尤其擅长中重度宫腔粘连手术和助孕、宫腔息肉手术、子宫畸形矫治、复发性流产处理等。

子宫内膜息肉的是是非非

王悦 🐮

门诊的时候,很多患者纠结于"子宫内膜息肉"的诊断和治疗。常常被问及的问题: B超能确诊息肉吗? 需要手术治疗吗? 可以用药物消除吗? 不治疗会影响怀孕吗? 治疗以后容易复发吗? 手术风险有多大? ……患者的提问五花八门,看来科普一下还是非常有必要的。

什么是子宫内膜息肉?

子宫内膜息肉(endometrial polyps)是妇科的常见病,是由于子宫内膜局部过度增生所致,表现为突出于子宫腔内的单个或多个光滑肿物,蒂长短不一。可引起不规则阴道流血、不孕等症状。

从育龄期到绝经后的女性,都是子宫内膜息肉的高发人群。目前病因未明,认为与内分泌紊乱有关,以超声诊断为主,子宫腔内声学造影敏感性更高,宫腔镜是诊断子宫内膜息肉的金标准,宫腔镜下息肉摘除术是子宫内膜息肉首选的治疗方法,但息肉易复发。

子宫内膜息肉偶有恶变,尤其是绝经后阴道流血者,息肉呈不典型增生时，应以癌前病变看待。

我真的长息肉了吗？临床上是怎么来"确定"的？

来看门诊的患者大部分手里都拿着一张 B 超单，一脸无辜的望着我。

我常常给患者的解释是：如果不止一次 B 超提示宫腔内强回声，且伴随着月经改变，如月经期变长、月经量变多或者来完月经几天后又出血，那么很有可能是长了息肉。但是，在没有看到息肉的样子，没有拿到息肉送去检验前，谁都不敢拍胸脯保证的。

得了子宫内膜息肉会怎样？要紧吗？

得了子宫内膜息肉，很多人是没有症状的，一些人可能会有一点点出血。所以，不用特别害怕。

那么，什么样的情况需要加以重视了呢？超过三个月的月经异常就是警告。比如，在月经期间，出血时间久了，出血量变多，出现肚子痛、白带多等其他不舒服，就需要赶紧到医院就诊。另外，月经停止一年以后再出血，一定要引起重视！

子宫内膜息肉在什么情况下需要治疗？可以采用什么方法？

一般来说，引起临床症状的息肉需要治疗，比如，月经的异常，点滴的出血，比较长的一段时间不能受孕又找不到其他原因。另外，如果息肉比较大，超过 1 ~ 1.5 厘米，或者月经已经停止一年以后再发现的息肉，我们也是推荐积极治疗的。说到治疗，目前首先推荐的是宫腔镜手术。

宫腔镜手术其实应该归类为有创的检查项目，好处在于直观微创，同时还兼具治疗的功能，所以近年来在国内外备受推崇，并在各级医院普遍开展。在发达国家，宫腔镜已经作为妇产科门诊必备的检查项目，并全面取代诊断性刮宫。这一手术可以在局部麻醉或者静脉麻醉下开展，小口径宫腔镜检查甚至不需要麻醉，大多患者也可以耐受。

子宫内膜息肉可以药物治疗吗？

执业 10 余年，常常听到患者说"一定"二字，真的很烧脑！医学上太多的不确定，我真的不是有意逃避问题。有时候只能说，不手术也可以试试吧，也许就成功了呢。那么，换个概念，药物治疗是不是有效呢？可不可以用中药试一下呢？我觉得也可以，在该病的症状还没有对生殖系统产生大的影响之前，也可以尝试一下药物治疗，毕竟可以帮助我们剔除那些生长方式类似的假性息肉。但是如果出血量很多、出血时间很长或多次检查都提示有比较大的息肉时，那么请缩短尝试的时间，以免对子宫内膜造成不可逆的破坏。

因此，如果治疗 3 个月症状无改善，建议您换一个方法，也许会柳暗花明！

子宫内膜息肉术后会复发吗？

子宫内膜息肉属于内膜的良性病变，只要子宫存在，就有复发的可能。一般手术以后复发的概率为 4.6%。

子宫内膜息肉术后需要复查吗？ 多久可以怀孕？

为了了解手术的效果，我们一般建议手术以后 3 个月复查。如果患者有其他的需求，比如，需要进行胚胎移植，会将复查的时间提前。子宫内膜息肉术后内膜修复时间一般为 1 ~ 2 月，复查的方式主要是根据症状的改善和 B 超检查的结果进行判断。对于急于受孕的女性朋友，一般建议术后正常月经来潮一次后试孕，手术当月建议避孕或避免性生活。当然，试孕并不影响复查，可以同期进行。

作者小档案

王悦，2006 年毕业于北京协和医学院八年制临床医学专业，获医学博士学位。现任浙江大学医学院附属妇产科医院副主任医师、日间手术中心副主任。擅长各种子宫腔疾病诊治，尤其擅长中重度宫腔粘连手术和助孕、宫腔息肉手术、子宫畸形矫治、复发性流产处理等。

子宫肌瘤在什么情况下要考虑手术?

龚晓明 🦋

子宫肌瘤是一个常见病,大概每三个人中会发现一个人有子宫肌瘤,最高发病年龄是在绝经前的 49 岁左右。每年大概有 50 万的女性因为子宫的疾病切除子宫,其中很大的一部分就是因为子宫肌瘤。

子宫肌瘤的特点

区别于别的肿瘤,子宫肌瘤是一个激素依赖性的疾病,从发生率里面大概可以看出来,在有月经的时候,随着年龄增加,发病率是逐渐增加的,而在绝经以后,检出率下降了。别的肿瘤可能会不停地生长,而子宫肌瘤会在绝经后出现萎缩。

子宫肌瘤的手术指征

作为一名外科医生,我们解决妇科疾病的主要办法是手术,但是正因为对手术的了解,从一个患者的角度来考虑问题,能不做手术是最好的。

在什么情况下要考虑手术这个问题上,我们曾经有些错误的观点,在 15 年前我刚刚当住院医生的时候,老医生告诉我们手术的指征是：怀孕大于 10 周或者子宫肌瘤大于 5 厘米；有症状；有生育要求且子宫肌瘤大于 4 厘米；不排除恶性；特殊部位的肌瘤。这些要点甚至构成了经常考医学生和住院医师的题目，在过去，手术大概也是这么来做选择和决定的。

● 子宫肌瘤大于 5 厘米不再作为手术指征

最近这些年，阅读了很多的文献，了解了全球各国的指南，我的观点也逐渐发生了变化，纵观其他各国的指南，从来没有把子宫肌瘤大于 5 厘米作为手术的指征，而这点却是全国各地医院开展子宫肌瘤手术的一个指征。

从道理上来说，子宫肌瘤是一个激素依赖性的疾病，绝经以后会逐渐萎缩，我们为何要切？等待自然绝经就好了，这对于患者来说是一个福音。

直到最近一版妇产科的本科生教材才对子宫肌瘤的手术指征进行了修改，新版的手术指征逐渐接近了国际标准，也就是说子宫肌瘤大于 5 厘米不再是手术指征。

● 子宫肌瘤手术指征——有症状

出现症状也是子宫肌瘤的手术指征之一，子宫肌瘤产生的症状可能会有：月经过多、尿频、腰酸腰痛、大便困难、非经期出血等。症状分轻重，若是症状不重，我们仍然是可以观察的，要知道绝经后会萎缩的规律，就看你是否能等到绝经，子宫肌瘤症状逐渐缓解。很多尿频的症状往往是比较轻微，忍忍就过去了。当然，如果症状加重，就不必强忍。如果患者出现贫血的症状，不仅会出现体力下降、记忆力减退、头晕耳鸣的问题，长期贫血对心脏也会有伤害。

• 子宫肌瘤手术指征——有生育的要求

关于子宫肌瘤对生育的影响，基本点是若子宫肌瘤对宫腔产生压迫（0型、1型和2型的肌瘤）应该要在孕前处理，当肌壁间肌瘤超过5厘米（3型、4型、5型），处理与否目前缺乏循证医学证据。我个人倾向于处理，优先考虑无创超声治疗，次之考虑腹腔镜手术，6型以上的浆膜下肌瘤，可以考虑带瘤怀孕，除非出现了不孕或者不适。当然，有些肌瘤的位置不是那么标准的0~8型，有部分在肌壁间，有部分在浆膜下，可能会合并存在，需要个体化分析。

在有生育要求的情况下，若是评估后需要手术，也要选择一个合适的手术时间。若是还没有产生明显的症状，手术或者超声治疗宜放在计划怀孕之前1年处理。如果过早处理，在复发以后，第二次无论是手术还是超声治疗，都会比第一次治疗要困难。当然，若是已经产生明显的症状了，那么就应尽早手术处理。

• 子宫肌瘤手术指征——特殊部位的肌瘤

对于特殊部位的肌瘤，主要是宫颈的肌瘤，宫颈和子宫里面的肌瘤情况有些不同，每次做妇科检查，通常就可以直接看到宫颈，因此，若是在妇科检查的时候看到宫颈部位的肌瘤，可以直接摘除，创伤不大，手术也比较简单。当然，如果你要是没有症状或者不愿意手术，也可以再等等。

子宫肌瘤到底要不要做手术？

有很多医生会说，不给患者做手术，患者会成天在想这个问题，睡不着觉。其实患者对疾病的担心往往是出于对疾病了解得不充分，譬如会担心以后恶变怎么办，以后大了不好做腔镜手术怎么办，这些问题通过医生的言语就可以对患者有帮助，解释清楚，担心消除，自然也就睡得着觉了。

倘若有些患者真是经过解释，还是不放心，再加上每年肌瘤还在长大（绝经前每年肌瘤平均会增大 1.2 厘米，有些人快，有些慢），如果距离绝经还早，也可以考虑进行治疗。但是肯定不会优先考虑手术治疗，无创超声治疗若是可行是最好的选择。

无论是无创、微创，还是开腹手术，对患者来说都存在着潜在的风险，当治疗的收益大于风险的时候，才会考虑处理。

子宫肌瘤会恶变吗？

子宫肌瘤常见，而子宫上的恶性肿瘤——子宫肉瘤是非常罕见的。根据流行病学的数据，我们大概可以得出每 6000 个子宫肌瘤才会遇到 1 个子宫肉瘤的案例。从国外手术患者的数据（这些手术患者的子宫肌瘤会比国内医生进行手术的 5 厘米肌瘤要大），手术中无意遭遇到子宫肉瘤的机会在 1/300 ~ 1/500。那么问题来了，我们有必要为这个罕见的概率把每个患者的子宫都拿掉吗？就像是卵巢癌在人群中发生的机会大概是 1/60，我们是否有理由把每个人的子宫附件都拿掉？显然是没有道理的。

在没有开刀之前，我们有没有办法了解里面的肌瘤是不是恶性的？有的文献告诉我们，大概可以采用一个血液检测（LDH3，乳酸脱氢酶同工酶 3）和核磁共振动态增强显像的办法来进行鉴别，虽然不是百分百准确，但是为我们提供了一个鉴别的方法，另外我们还可以考虑进行针刺活检获得一个组织病理学的诊断排除恶性的可能性。

如果子宫肌瘤考虑处理，不仅仅有手术这一种办法。高强度超声聚焦治疗作为一种无创治疗的手段，目前已经成为可以优先考虑的一种选择。但是该种治疗手段和腹腔镜手术相比有缺点（没有病理、消融不全、复发率较高），不过因为创伤较少，对日常生活影响比较小，而成为首选。若是该种治疗手段不合适，腹腔镜或者阴式手术也是一种治疗方法，相比于开腹手术，恢复要快得多。

总而言之，对于子宫肌瘤出现以下情况的时候，我们需要考虑处理：

☆有症状，对生活质量产生影响。

☆当子宫肌瘤对生育可能产生不利的影响。

☆不能排除恶性的肌瘤。

☆特殊部位的肌瘤。

我始终认为，做一名医生，最重要的是把患者的利益放在第一位。患者需要的不是手术，是健康。

作者小档案

龚晓明，1998 年毕业于北京协和医学院八年制临床医学专业，获医学博士学位。1998—2013 年曾经在北京协和医院妇产科工作 15 年，历任住院医师、主治医师、副主任医师，2013—2015 年担任上海市第一妇婴保健院妇科副主任、妇科微创中心负责人。现为妇产科自由执业医师，联合创建国内第一个妇产科医生集团沃医妇产名医集团，担任沃医子宫肌瘤微无创中心首席专家。擅长子宫肌瘤、子宫腺肌症微无创消融治疗。

宫腔粘连，了解它才能战胜它

王悦 🌸

　　宫腔粘连是由于妊娠或非妊娠子宫的创伤，导致子宫内膜基底层受损，使宫腔部分或全部闭塞从而导致月经异常、不孕或反复流产等。症状严重者需手术治疗。坐诊时也有很多患者来咨询这个问题，下面就宫腔粘连手术的相关问题来做一个详细介绍。

检查发现宫腔粘连，是否需要手术？

　　很多患者是无意中一次 B 超或者造影检查发现宫腔异常情况，提示宫腔粘连，但自身并无症状。这样的粘连是否需要治疗，根据每个人的具体情况判断，如果有生育要求又存在生育困难，需要治疗的可能性大。当然还需要结合粘连的严重程度和病情的进展情况进行分析。但是，并不是所有人都需要治疗。

宫腔粘连能够治愈吗？复发概率有多大？

　　宫腔粘连的发生与子宫内膜基底层的破坏有关。基底层细胞不随经血脱落，有自我更新的能力，但是一旦基底层被破坏，就失去了这种能力，也就是说损伤是不可逆的。目前主要通过宫腔镜进行治疗，手术以后的复发率与粘连的严重程度有关，中重度的宫腔粘连术后复发率高达 32.5％～ 65％。因此，复发的概率很大。在复发之前最好完成生育。

选择什么时机手术为妙？

宫腔粘连手术的目的就是通过机械的方法分离粘连，恢复宫腔原来的样子。但是分离后，宫腔内会有大片的创面，只有内膜细胞迁移覆盖创面，才能阻止粘连复发。因此，术后隔离和促进内膜生长的治疗也是相当关键的。所以宫腔粘连的手术不是随时可以做的，应该选择卵泡期，也就是月经刚刚结束的时候。这时候身体里的激素有利于内膜修复，促进创面愈合。有时候我们还会给患者术前用点药，来控制身体激素的水平，促进修复。

一旦发现粘连，就要治疗吗？

这个问题还没有达成共识，但是我们认为不能给予一个100％肯定的回答。每个人的情况不同，处理也会不一样。比如，造成粘连的原因（流产）已经是很久以前的事了，粘连的存在也很久了，没有进行性加重的表现，近期又不打算生育，那么大可以放一放，看一看。但是反之，如果新进发生的粘连，月经越来越少，或者有明显腹痛，当然就要处理了。

如果手术做完了，内膜很薄，会不会流产？

内膜薄是宫腔粘连患者的共同特点，原因就是内膜的基底层被破坏了，这是很难补救的。是不是能够顺利怀孕，主要看宫腔的空间和剩余内膜的功能。手术是为了创造空间，术后治疗是为了修复创面，如果要怀孕当然还要增加子宫血供，促进内膜增生。因此，宫腔粘连术后的患者，尤其是中重度粘连的，应该在严密监护下怀孕，必要时进行药物干预。

宫腔粘连术后该注意些什么？

●关于宫内隔离装置

目前常用的宫内隔离装置有宫内节育器和球囊。前者主要的功能是避孕，但也大量地用在预防术后宫内粘连。但是，宫内节育器本身还是有缺陷的，比如，形状不能完全贴合宫腔，本身材质有铜可能引起内膜炎症，破坏内膜细胞，甚至于加重粘连等。因此，用于预防术后粘连的宫内节育器不建议放置过久，一般不超过半年。

另外一种就是球囊，常用的包括小儿导尿管（foley）球囊和宫腔形球囊。前者充盈后呈球样，可扩张宫腔，隔离创面，且有引流宫腔积血的作用。后者形态类似宫腔轮廓，可有效支撑，但价格昂贵。球囊放置的时间不等，有 3 ~ 5 天，也有 10 ~ 14 天的。有人做了研究，宫腔内放置球囊大于 30 天并不增加有害细菌定植的概率。也有人研究后认为，预防术后粘连，放置球囊和宫内节育器效果是相当的。因此，宫腔粘连术后选择球囊还是宫内节育器主要取决于医生的判断。

术后须知

要了解自己宫内放置的是哪种隔离装置，什么时间需要取出，取出的方式是怎样的（直接取或二次手术）。带有宫内隔离装置可能会造成出血、分泌物多或者月经提前。如果有明显腹痛、脓性白带、甚至发热，有可能是得了盆腔炎，要及时处理。

● 了解术后用药

宫腔粘连的患者术后很重要的治疗是促进内膜修复，会涉及不一样的药物治疗。其目的主要是刺激内膜细胞增生和改善内膜血供。因此，会用到雌、孕激素治疗，剂量可能比较大。大多数患者会做人工周期，也就是按一定次序服用雌、孕激素，模拟人体自身的月经周期。人工周期可以是 21 天或 28 天，区别在于刺激内膜增生的时间长短不同，后者更适合粘连严重的患者。人工周期治疗需要在适当的时机给予，否则与体内激素对抗，不能发挥药物作用。因此，一般在月经来的 3 ~ 5 天就要开始吃药了。下一次月经来潮后停止药物治疗 3 ~ 5 天，再继续新的周期。也就是说，一个周期药物吃完（21 天或 28 天）到月经来潮的 3 ~ 5天是不服药的。如果有环或者在月经期中间开始服用人工周期药物，可能在药物没有用完时就已经来月经了，那么剩下的药是不能继续服用的。等月经来了 3 ~ 5 天再开始新的周期。

另外，为了更好的手术效果，我们还会用到：

☆阿司匹林，可以抗血小板、抗血栓、改善子宫血液供应、调节免疫功能。

☆维生素 C，为强抗氧化剂，可改善子宫血液供应。

☆维生素 E，具有保护卵巢的功能，改善卵子质量。

☆叶酸，备孕必需。

☆麒麟丸，增加生殖系统血液供应，调节卵巢功能。

进一步的治疗还包括细胞因子宫腔内灌注，可促进内膜细胞快速增生。可能药物的种类较多，使用方法也会跟平时不同，方案也因人而异，因此，最好在手术完成后跟主刀医生确定后再开始治疗。

术后须知

手术以后，需要了解用哪几种药，什么时间用，用多久，哪些情况要停药，然后做一张表格提醒自己，做到有备无患。有任何异常情况，如长时间出血、大量出血或药物服用方法错误等，都建议及时咨询医生。

● 关于二次手术

很多宫腔粘连的患者需要做多次手术，主要是因为内膜修复的速度跟不上粘连复发的速度。大多数学者认为，粘连最容易复发的时间在术后 1 ~ 2 周，因此，有不少人提出缩短手术间隔。也有人做了这方面的研究，发现两月内再次手术，粘连复发的概率大大降低。所以，我们现在把二次手术的时间相应提前了，一般都会选择第二个周期就进行宫腔二探。二探是为了分离新生成的粘连和取出宫内隔离装置。根据粘连程度的不同，还会选择再放宫内隔离装置，甚至于再次宫腔镜手术。但是，考虑到两次手术间隔时间短，有感染和宫颈损伤的风险，我们会采用小口径器械且尽量缩短手术时间，这样麻醉药物剂量也会相应减少。

术后须知

第一次手术后要了解，自己是否需要第二次手术，如果放了宫内隔离装置，是用什么方法取出，在二次手术的这个周期还要不要人工周期治疗及从什么时候开始服药，什么时间到医院预约或手术。

● 关于术后生育

手术后，子宫内膜修复的时间长短不一，一般涉及到内膜病灶（如息肉）大约需要 1 ~ 2 个月，再深层的病灶（如粘连、黏膜下肌瘤）则需要 2 ~ 3 个月。宫腔粘连手术以后，根据严重程度可能需要 2 ~ 3 个月修复时间，取环后再行人工周期治疗 1 ~ 2 月即可考虑试孕。我们也希望手术后患者能尽快怀孕，因为粘连的复发概率并不低。宫腔粘连患者再次生育需要相当慎重，将可以导致流产的原因都处理妥当再行试孕。

试孕期间主要监测排卵和内膜，如果内膜或卵泡发育不理想可及时干预，如月经规律，周期在 1 个月左右的患者，可在月经来潮的 10 ~ 12 天到医院做卵泡监测 B 超，了解本周期宫腔和卵泡发育的情况。怀孕后多数也要加用保胎治疗，最好在医生指导下使用。常规的会用到黄体酮、雌激素，额外的可能还有低分子肝素等。患者应做好打持久战的准备，可能需要检查和药物。当然，实现生育的方法很多，可适当选择，如促排卵、试管婴儿等。最后，信心是最重要的，可达到事半功倍的效果。

术后须知

手术后了解最快允许试孕的时间，结合自身情况，及时纠正其他影响生育的因素，如内分泌失调工作因素、环境因素等。选择适合自己的生育方式，如果合并不孕问题，要及时寻求帮助，不要错过最佳的受孕时机。

宫腔粘连是一种治疗目的非常明确的疾病，绝大多数是为了实现生育。手术是关键步骤，为了达到良好的手术效果，医生会采取很多的综合治疗措施，这就需要患者充分地理解和配合。医患同心，方能百战百胜。

作者小档案

王悦，2006 年毕业于北京协和医学院八年制临床医学专业，获医学博士学位。现任浙江大学医学院附属妇产科医院副主任医师、日间手术中心副主任。擅长各种子宫腔疾病诊治，尤其擅长中重度宫腔粘连手术和助孕、宫腔息肉手术、子宫畸形矫治、复发性流产处理等。

快速康复外科在妇科的应用

🐾 王悦

快速康复外科（ERAS）是围绕手术（即指术前、术中、术后）处理的一种全新理念。它对近 100 年来形成的传统的外科围手术期处理的思维和行为原则进行了革新，是目前国际上最先进的外科围手术期处理方案。大量病例证明这些革新措施是安全有效的，是得到了循证医学证实的。目前快速康复外科在结直肠切除患者中开展得最为成功，但其理念可用于各类手术患者的治疗中。现在，我们以妇科良性卵巢囊肿为例，介绍下快速康复外科理念在妇科日间手术中心是如何实践的。

术前准备

通过术前教育可以减少患者的焦虑及疼痛，取得患者及家属的配合。传统的大手术（尤其是胃肠道手术）在术前要禁食 12 小时、禁饮 8 小时，在手术前晚予导泻、灌肠准备，大大增加了患者的身体和心理负担。经历过的人都知道，一次性喝 3000 毫升的液体真的异常痛苦。

快速康复外科主张术前无须严格禁食水，在择期手术麻醉前 8 小时禁食，2 小时禁饮等渗糖水是安全的。实际上，在胃功能正常的情况下，禁固体食物 6 小时后胃可排空，而液体 2 小时内即可排空，术前给予碳水化合物的目的是促进患者体内胰岛素的释放，增加胰岛素的敏感性。这对于帮助患者耐受手术是非常有利的。同时，也证明禁饮含糖液体 90 分钟后，胃已排空，所以，术前 2 小时禁饮等渗糖液，麻醉时不增加呕吐和误吸的危险。肠道准备导致肠道细菌易位，术后腹腔感染和吻合口瘘的发生率显著增加。因此，快速康复外科理念主张：无须进行严格的肠道准备，只要肠内容物不影响手术操作即可。

卵巢囊肿实施腹腔镜手术前，我们对患者进行宣教，告知其前一日清淡饮食，合理作息，调整心态，在精力充沛的状态下来院接受治疗。患者在家得到充分休息，无须经历灌肠的痛苦，来院后手术前 2 小时饮用能量饮料保持体力，以最佳状态进入手术室。

术中操作

快速康复外科中麻醉尽量少用阿片类镇痛药，采用外科微创技术、保温措施。在全麻时使用起效快、作用时间短的麻醉剂，从而保证患者在麻醉后快速恢复，有利于早期活动。手术室的低温环境、麻醉后血管扩张增加热量丧失、手术时间较长、打开腹腔加剧热量丧失所致的低温，抑制了血小板和白细胞功能，导致凝血障碍、感染等并发症增加。同时，术中尽可能减少补液扩容，这样不仅能降低心脏负荷，保护肺功能，还可以减少术后肠麻痹的发生。从卵巢囊肿患者躺在手术台上起，我们就给予保暖措施。选择腹腔镜手术，可以降低创伤，减少热量损失。切割前局部切口给予镇痛药物，减少疼痛应激刺激。选择能保证手术质量的最小和最少切口，由经验丰富的高年资主治或主任医师担任主刀，在最短时间内完成手术操作。术中切实加强止血和减少组织创伤，术后切口严密对合和镇痛处理，促进康复。

术后治疗与护理

术后胰岛素抵抗可引起分解代谢。每日大量输液，导致液体过载，加重心脏负荷，可能会出现相应并发症。长期卧床会出现肠麻痹、肺部感染、疲劳、住院日延长等。

快速康复外科措施：不常规放置引流管或其他导管，控制输液（一般每天输液在 2000 毫升以内），术后早期下床活动（术后当天或第一天就下床活动，活动量、活动时间有一定要求，一般不少于 2 小时。卵巢囊肿手术后患者，术后无恶心、呕吐等反应可随时进水，一般 4 小时后可少量进食。术后 3 小时拔出导尿管，大约 2 小时后在护士或家属的陪同下可起床排尿，小部分尿路刺激症状明显的患者可提前拔除尿管。

敲黑板

快速康复外科理念的实施是一项系统工程，涉及诊疗活动的各个环节，同时既要遵循循证医学的证据，也要尊重医院特别是患者的客观实际。

作者小档案

王悦，2006 年毕业于北京协和医学院八年制临床医学专业，获医学博士学位。现任浙江大学医学院附属妇产科医院副主任医师、日间手术中心副主任。擅长各种子宫腔疾病诊治，尤其擅长中重度宫腔粘连手术和助孕、宫腔息肉手术、子宫畸形矫治、复发性流产处理等。

你知道吗?

鸡胸肉和牛里脊热量低，蛋白质含量高

过度节食减掉的是糖原、蛋白质、水分，而非脂肪

吃米饭不如吃红薯，因为米饭热量高容易变成脂肪

局部减脂是伪科学，深蹲运动只会让腿更粗

快速减肥不仅减不掉脂肪，还容易反弹

吃二甲双胍减肥，效果因人而异

合理减重还能减少痛风的发生概率

第四章

瘦身
女性的"终身事业"

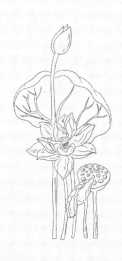

为什么有人会有大肚子？

张美娟 🐝

其实，人的一生就是从大肚子开始的：先是孕妇大肚，因为里面胎儿在成长；婴儿通常有肚子，是因为肚子里的器官还没有完全发育成熟：肝脏相对过大，胃横着搁着，长到三岁多大肚子一般就没了；如果不是过于肥胖，一般人的青年期是没有肚子的；然而到了中年以后，一不小心肚子就挺出来了。

圣诞老人的一个特征就是有大肚子，没肚子的圣诞老人肯定是假的！如果说圣诞老人是属于西方的，那中国也有描述这个体型的：将军肚或罗汉肚，讲的就是圣诞老人的这个肚子。

大肚子里究竟有什么呢？

人的肚子里主要是胃肠道器官：胃、肝、肠，还有个脾脏。肚子大起来，一般不是因为里面多了个东西，而是因为脂肪变多了。不仅肚子上的皮下脂肪层变厚了，更重要的是内脏周围跟里面的脂肪都变多了，就把腹壁往外顶，再加上腹壁筋膜和肌肉松弛，大肚子就出来了。肝脏，是体内最大的实体器官，也是个最容易受脂肪浸润的器官。通常肝脏里只有极少量的脂肪，过多了就叫脂肪肝。

在过去，脂肪肝通常出现在酗酒人群里。但是随着近年来肥胖、糖尿病的发病率越来越高，非酒精性脂肪肝成了最常见的了。

体重正常的人群里有 10%～15% 的人有脂肪肝；肥胖男性人群里可高达 90%；在 2 型糖尿病和高血脂人群里可达 70% 和 50%。男性、年龄增长及某些种族（南美和亚洲人）都会增加患脂肪肝的发病率。

脂肪在肝脏堆积的机理并不完全清楚，很多研究认为它与胰岛素抵抗有很大的关系。胰岛素抵抗造成血液中游离脂肪酸过多，这些游离脂肪酸到达肝脏就被合成为脂肪沉积下来。

大部分的脂肪存积在肝脏里并不造成肝脏功能损害。但是在约 40% 的脂肪肝病例中（有些研究认为是 5%～10%），脂肪在肝脏里的沉积造成炎症反应，发展成非酒精性脂肪性肝炎（NASH），此时可测到肝脏转氨酶升高（肝功能中的谷丙转氨酶和谷草转氨酶）。通常，患者没有异常或有轻微肝部不适。

有炎症就有修复，就会留有纤维化和瘢痕。在严重的情况下，后者会慢慢发展成肝硬化，因为肝硬化就是这些纤维化和瘢痕累积到一定程度的结果。

不同研究表明，有 15%～20% 的 NASH 患者会在 10 年内发展成肝硬化。而酗酒引起的肝炎人群里（也就是酒精性肝炎），有更高比例的人（达 50%）最终会得肝硬化。

一个硬化的肝脏，不仅肝功能受影响，还会引起并发症，比如，腹水和门脉高压，最终也导致得肝癌的机会大大增加。

总结一下，在部分人群里，肝脏可以沿着下面这几步恶化：

脂肪肝 → 脂肪性肝炎 → 肝硬化 → 肝癌。

对于早期 NASH 的患者，我们并不知道其中的哪些人的肝脏会保持稳定，而哪些人的会恶化，也没有一个实验室指标来帮助我们预测（做体检也不能预测以后会不会发生肝硬化）。

所以要记住的是，不是所有的脂肪肝都是无害的。早期轻度的脂肪肝是可以通过改善饮食和减体重而痊愈的，一旦到了纤维化期，就很难完全恢复了。所以早发现早干预非常重要。

看圣诞老人，体重绝对是超重的，大肚子那么明显，按统计概率，他有脂肪肝的可能性是90%。

如果怀疑脂肪肝，接下来做什么检查呢？

如果怀疑脂肪肝，就要做以下这些检查：

1. 首先要测血压和称体重。

2. 然后需要查肝脏功能看转氨酶高不高，白蛋白是否正常。

3. 因为脂肪肝与胰岛素抵抗和甘油三酯代谢相关，所以还要要查血糖和血脂。

4. 医生为患者体格检查时，可能会摸到肝脏增大，也可能正常。

5. 腹部超声、CT和核磁共振（MRI）检查都可以来评估肝脏内是否有脂肪沉积，以及其严重度。

如果确实有脂肪肝，医生要进一步分析有没有一些特别因素造成脂肪肝，比如，酗酒、先天性肝代谢病，以及是否使用一些药物，如治疗乳腺癌的他莫昔芬、糖皮质激素或一些化疗药等。如果没有其他特定因素，那么就认为这是我们最常见的非酒精性脂肪肝。

接下来一步就是要评价脂肪肝是否有可能发展成脂肪性肝

炎或肝纤维化。如果肝功能检查显著异常，一般我们就会请肝脏科医生会诊。他们会给患者进行更全面的检查，必要时会做肝脏活检。

肝脏活检是诊断脂性肝炎和肝纤维化的金指标：活检组织会清晰地显示肝脏炎症和纤维化的严重度。最近几年有抽血检查肝脏纤维化的程度的，但还是不能代替肝脏活检。

肝硬化听起来是很可怕。不过，NASH 患者第一大死因不是肝硬化，而是是心血管疾病（心梗或中风）。所以有脂肪肝时不能只盯着肝，而是要对全身多系统进行评估和干预。

有了脂肪肝怎么办?

因为脂肪肝的形成与胰岛素抵抗相关，所以治疗脂肪肝的主要方向是降低胰岛素抵抗，包括饮食调整、运动、减肥、控制血糖和血脂。运用药物治疗也基本是朝着这个方向。

● 改变饮食

第一，要戒酒；第二，降低糖分摄入，如汽水、甜点之类尽量避免；第三，降低脂肪摄入。吃下去的脂肪并不是直接进到肝脏储备起来的。它主要还是因为能量高容易引起体重增加，后者再引起胰岛素抵抗，引起糖代谢改变而导致肝脏脂肪堆积。所以低糖（低碳水化合物）、低饱和脂肪的糖尿病饮食也适用于改善脂肪肝。

增加体力活动也有益于改善脂肪肝。它一方面是有益于控制体重；另一方面是通过运动延缓年龄增长带来的肌肉量减少，有利于控制血糖。

● 适度减重

适度减重有利于控制脂肪肝。但是快速大幅度减肥反而会恶化脂肪肝，因为皮下脂肪大量分解，造成血液里的脂肪酸含量剧增，超过人体处理能力，这些血里的脂肪酸就涌到肝脏里合成甘油三酯堆积起来，所以减肥要慢慢来。

● 合理用药

至今为止还没有一个特定药物来专门治疗脂肪肝。用于治疗糖尿病的二甲双胍用于脂肪肝时，它可以让肝脏转氨酶正常化，但似乎不能阻止肝脏细胞的炎症。另一个用于治疗糖尿病的药——吡格列酮（商品名：艾可拓）相比二甲双胍更加有效，它不仅可以让肝脏转氨酶正常化，而且还能降低肝脏细胞水平的炎症，但是它的不良反应可能引起体重增加。如果需要用药物，一定要遵医嘱，并按期随诊。

圣诞老人年年来，大肚子依旧，红脸膛依旧。看他精神抖擞的样子，即使有脂肪肝也应该是稳定型的。而我们自己，一旦有了脂肪肝，还是要警醒，要早干预、早预防！

作者小档案

张美娟，1999 年毕业于北京协和医学院。现任美国宾州大学兰卡斯特总医院内分泌科医生。擅长糖尿病、甲状腺疾病和其他腺体疾病的诊治。

生酮饮食减肥的优与劣

张美娟

　　出门诊时，我每次都能听到患者抱怨没法减肥，不少人要求检查有没有荷尔蒙问题，尤其是中年女性。其实内分泌疾病引起的肥胖是极少的。年岁渐长，身体代谢放缓，如果不改变饮食，很容易发胖。在美国，约有40%的成年人可称为肥胖。在中国，肥胖群体也比以前多多了。

　　患者问："到底怎样减肥？"

　　医生说："管住嘴，迈开腿！"

　　患者叹息："唯美食和爱不可辜负，管不住嘴呀！"

　　如果告诉你：可以每天吃大鱼大肉，还可以减肥，这是不是一个大好消息？这样想的人还真不少呢。这大概是近一两年生酮饮食在美国越来越火的原因。

什么是生酮饮食？

　　生酮饮食最早始于1921年，Dr.Russel Wilder开始用这种饮食治疗儿童癫痫。在现代癫痫药物问世后，这种饮食沉寂了很多年。最近生酮饮食的兴起是由于它用来短期减肥很有效果。它是高脂肪（55%~60%卡路里来源），中等量蛋白质（30%~35%）

和极低淀粉类（5%～10%）的饮食。比如，一天2000大卡的食量，淀粉类食物一天只摄入20～50克（半两到一两的量），注意了，这是一天的量，不是一顿饭的量！来碗牛肉面，面条里的淀粉肯定超标了。不过呢，你可以天天吃大肉大鱼哟！当然，蛋白质也是有限制的。蛋白质摄入不能高于每磅体重1克。就是说，如果你有130斤（143磅），那么你一天可以吃143克（大概3两）。如果你每天大量运动，那蛋白质摄入可以每磅体重1.5克，听起来也不多呢。不过你吃油脂是不限制的，总卡路里摄入也不限制。像奶酪、肥肉、牛油果尽管吃。绿叶蔬菜也是可以吃的。水果吃得极少。

举个西餐一天生酮饮食的例子：

早饭：奶酪火腿煎蛋，一个小杂粮面包涂一大勺黄油，热茶。

午饭：一份鸡翅，2个蛋，1杯卷心菜沙拉，10颗橄榄，1杯水。

晚餐：8盎司（1盎司≈28.350克）牛排，两杯芹菜黄瓜奶酪香肠沙拉（用自己做的沙拉酱），一杯牛肉汤，一个煎蛋。

中餐生酮饮食我并不了解。

生酮饮食为什么可以减肥？

当人体每日淀粉类食物摄入少于50克（1两）时，胰岛素分泌降低，低胰岛素水平会促进脂肪分解。脂肪代谢的产物是酮体物质，它有抑制胃口的作用。一个人刚开始饿肚子的时候会觉得好饿，饿了一会儿不吃东西，反而觉得不饿了，这就是身体分解脂肪产生酮体了。酮体过高，1型糖尿病患者可产生极其危险的酮症酸中毒。但在一个糖代谢正常的人体内，酮体物质不会高到改变体液酸碱值的程度，所以光饿着是不会引起酸中毒的。

生酮饮食保证体内的酮体物质在微量值，与一个健康人挨饿时的酮体值相当，让人不觉得饿，长期来讲总热量摄入会减少，有利于减重。多项研究显示，同等卡路里的低脂和生酮饮食对比，后者减肥效果更好。很多人在两周内就减重高达 10 磅。生酮饮食有利尿作用，所以一开始的减重是由于去水，然后开始减脂。具体到个人，到底能减多少体重，还要看许多其他因素，像年龄、性别、种族、活动量、基因和卡路里摄入量变化。对于维持体重来讲，有限的研究结果似乎也对生酮饮食有利：本来一旦人体意识到体重下降，人的基础代谢率会降低，所以你会发现减肥越来越难，比如，低脂饮食就会降低基础代谢率一天 400 大卡左右，但是生酮饮食却不降低基础代谢率，具体机理还不清楚。

生酮饮食除了降低体重，还有减腰围、减血压、降低血糖、增加"好胆固醇"（HDL，高密度胆固醇）的量和降低甘油三酯的作用。

生酮饮食有什么不良反应吗？

生酮饮食听起来很好，那它有没有不良反应呢？当然有！而且很严重！它会增加坏胆固醇（LDL，低密度胆固醇）的水平。有人建议多吃不饱和脂肪酸（像橄榄油），少吃饱和脂肪酸（像肥肉），那样可能会抑制 LDL 上升，但是生酮饮食里的油脂到底按什么配比最好，现在还是不清楚的。刚开始生酮饮食的时候，有些人会有不适，出现头晕、疲倦、失眠或便秘等症状。有人把它称为"酮症感冒"。症状持续几天，甚至几周后会自行好转。

多喝水会促进恢复。在生酮饮食期间，定期检测肾功能是必须的，因为它可能会造成电解质紊乱，甚至肾功能受损。如果有糖尿病，治疗药物多半需要减量甚至停药，不然会引起低血糖。长期吃生酮饮食，患脂肪肝和肾结石的概率会增加。有些人是不适合生酮饮食的，如有胰腺炎、肝脏功能不全或先天脂肪代谢障碍的人群。

目前对生酮饮食的长期研究很有限。一般建议是在医生指导下开始用于减肥，少则 2 ~ 3 周，长则 6 ~ 12 个月。在减肥效果达到以后，逐渐再增加淀粉类食物。很多减肥专家并不建议用生酮饮食减肥，因为任何极端饮食，长期来讲总是有不良反应的。另外，减肥应该是一个长期的改变饮食和锻炼等行为模式的过程。如果一个人没有学会什么是可以长期持续的良好饮食习惯，如均衡营养，份量控制等，即使用生酮饮食短期减肥有效，以后很容易反弹。为防止体重反弹，用任何方式减肥，安全而有效的减肥速度是每周减体重的 1%。所以，体重控制不是短跑，而是余生的健康习惯。

敲黑板

生酮饮食有好处也有不足。

好处是：可以吃肉吃油；有助于减肥；抑制饥饿感；改善"好胆固醇"和甘油三酯；降低血压。

不足是：可能会出现"酮症感冒"；增加坏胆固醇；并不适

合每个人；需要在医生指导下进行，不建议自己做；可能造成电
解质紊乱，需要检查肾功能；长期作用尚不清楚。

作者小档案

张美娟，1999 年毕业于北京协和医学院。现任美国宾州大学兰卡斯特
总医院内分泌科医生。擅长糖尿病、甲状腺疾病和其他腺体疾病的诊治。

脂肪并不坏，会吃才健康

肖丹华 ✖

脂肪经常被认为是"坏东西"，让我们长胖，还让胆固醇升高。其实真是冤枉，脂肪与水、蛋白质和碳水化合物一起，构成我们身体所需的四大营养元素，脂肪也有好坏之分，对身体有益还是有害，关键在于吃多少、怎么吃。

为什么脂肪很重要？

脂肪很重要，因为脂肪有这些用途：

1. 提供能量。

2. 提供身体不能自主合成的必需脂肪酸。

3. 细胞膜的构成成分（我们身体的每一个细胞的细胞膜都是由磷脂双分子层构成的支架）。

4. 为脂溶性维生素，如维生素 A、维生素 D、维生素 E、维生素 K 提供吸收途径。

5. 隔离身体，保护内脏器官。

根据膳食指南的推荐，脂肪应占人体每天摄入的总卡路里的 20%～35%。比如，一个 65 千克、中等活动量的成年人，维持目前体重，每天总摄入约为 2000 大卡，其中脂肪为 44～77 克。

不同的脂肪种类，具体比例分配如下（以每天总摄入 2000 大卡为例）：

☆单不饱和脂肪：15% ~ 20%（33 ~ 44 克）。

☆多不饱和脂肪：5% ~ 10%（11 ~ 22 克）。

☆饱和脂肪：不超过 10%（不超过 22 克）。

☆反式脂肪：0。

☆胆固醇：新的膳食指南已取消对胆固醇的限制。

每一种脂肪都是什么，对应有哪些食物？

接下来我们来看看具体的每一种脂肪都是什么，对应的都有哪些食物。

● 饱和脂肪

饱和脂肪在室温下呈固态或蜡状，大多来自动物产品，也就是平常所说的"肥肉""猪油"。

过多饱和脂肪的摄入与升高的血液低密度脂蛋白胆固醇（LDL，坏胆固醇）相关，因此，中美两国的膳食指南都建议，每天摄入的饱和脂肪不应超过总摄入的 10%。对于已经有 LDL 升高的人，建议更应减少到不超过 7%。

富含饱和脂肪的食物有：

☆猪牛羊红肉类，鸡鸭鹅禽类的皮肤。

☆热狗、意大利腊肠、香肠、培根。

☆高脂奶制品，如奶油、冰淇淋、奶酪、全脂牛奶及奶粉。

☆热带植物油，如椰子油、棕榈仁油、棕榈油。

☆烘焙食品，如饼干、糕点、牛角面包等。

• 反式脂肪

常温下液态的植物油中的不饱和脂肪酸容易氧化、不耐长时间高温烹调，因此，许多食品加工企业喜欢通过部分氢化的方式，使其转化为半固态，成为氢化油。氢化油及其加工成的食品保存时间更长。

然而，在液态油氢化的过程中，产生了一种副产品，就是反式脂肪。研究发现，反式脂肪可以升高"坏胆固醇"（低密度胆固醇，LDL），并降低"好胆固醇"（高密度胆固醇，HDL），与饱和脂肪相比，更容易导致动脉粥样硬化和心血管疾病，对健康造成的风险更大。因此，各国的膳食指南，都建议完全避免摄入反式脂肪，饮食中不能含有反式脂肪。

购买加工食品时，应注意看食品成分标签，购买反式脂肪含量为 0 的食品。

有些食品，虽然标签显示"反式脂肪为 0"，但仍然含有极小量的反式脂肪，所以，也应避免那些成分表中有"部分氢化油"的食品。这些食品有：固体人造黄油、酥油、咖啡奶油；油炸食品（尤其是用反复加热过的植物油）；预包装好的方便食品（非新鲜食品），如预包装的烘培食品。

• 胆固醇

胆固醇由肝脏合成，只存在于动物产品中（如动物内脏、鸡蛋黄、海鲜类、奶酪等）。

以前的膳食指南推荐每日胆固醇摄入量不超过 300 毫克（约

等于每天一个鸡蛋黄的量），最新的膳食指南取消了这一限制，因为研究发现，饮食中的胆固醇对血液胆固醇水平的影响有限。

但营养专家们仍然不推荐无节制地食用高胆固醇食物，任何食物，以均衡、适量为宜。

• 不饱和脂肪

不饱和脂肪在室温下呈液态，包括单不饱和与多不饱和脂肪。用不饱和脂肪替代饱和脂肪（植物油替代动物油），有助于心血管健康。

单不饱和脂肪（又称单不饱和脂肪酸），主要存在于植物油中，如橄榄及橄榄油、菜籽油、花生油、坚果、牛油果等。

多不饱和脂肪（又称多不饱和脂肪酸），主要包括植物来源和动物来源。植物来源包括：坚果、玉米油、豆油、棉花籽油、葵花籽油、红花籽油等。动物来源包括：深海鱼及鱼油等。

Omega-3 脂肪酸（又称 n-3 脂肪酸）是多不饱和脂肪酸中的一种，对保护心血管有益，建议多吃。Omega-3 主要在深海冷水鱼及鱼油中，如三文鱼、金枪鱼、鲱鱼、鳀鱼等。含 Omega-3 高的植物有：亚麻籽、奇亚籽、核桃等。

Omega-6 脂肪酸（又称 n-6 脂肪酸）也属于多不饱和脂肪酸，主要在坚果及各种植物油中，鸡蛋和禽肉中也含有一些。

一般推荐饮食中 Omega-6 与 Omega-3 的比例为 4：1，但是大多数人的饮食中 Omega-6 比较多，Omega-3 远远不够（如美国人的饮食，这一比例为 12 ~ 25：1），所以应该多吃 Omega-3 含量高的食物。有些抗衰老的专家甚至建议把这一比例提高到 1：1。

脂肪与体重的关系

脂肪的卡路里含量很高，1 克脂肪可以产生 9 大卡的热量，比蛋白质和碳水化合物的 2 倍还多（1 克蛋白质或碳水化合物产生 4 大卡的热量），因此，脂肪摄入太多的话，即使是健康的脂肪，如果一天的总卡路里摄入大于能量的消耗，也会使体重增加。而体重过重或肥胖与高血压、糖尿病、心血管病、癌症等多种疾病密切相关。所以，选择健康的脂肪，并控制每天脂肪的总摄入（必须要有，但不能过多），非常重要。

"一份脂肪"（5 克，45 大卡）有多少？

☆ 1 茶匙植物油、黄油、人造黄油或蛋黄酱。

☆ 1 汤匙沙拉酱或奶油、奶酪。

☆ 1 汤匙小坚果（如芝麻、南瓜籽、葵花籽）。

☆ 16 颗开心果。

☆ 10 颗花生。

☆ 6 颗杏仁、腰果或混合坚果。

☆ 4 颗美国山核桃或 2 颗中国核桃。

☆ 2 汤匙牛油果。

☆ 1.5 茶匙花生酱。

☆ 8 ~ 10 颗橄榄。

☆ 2 汤匙咖啡伴侣。

帮助减少饮食中不健康脂肪的一些小技巧：

1. 养成阅读食物标签的习惯，了解选择的食物中的脂肪含量，选择反式脂肪含量为 0 的食物，避免饱和脂肪含量过高的食物。

2. 选择低脂或脱脂牛奶、奶制品（儿童因为生长需要，仍建议全脂牛奶）。

3.选择瘦肉、鱼和禽类（减少肥肉、五花肉的摄入）；处理肉类时，去掉可见的肥肉和禽类的皮。

4冷藏肉汤，去掉上面一层油脂后，再加热食用汤。

5.做沙拉时，用坚果、橄榄、牛油果等代替培根、奶酪；用橄榄油、醋等清淡沙拉酱代替含奶油多的沙拉酱。

6.喝咖啡时，用低脂或脱脂牛奶代替全脂牛奶，用甜味剂代替糖，咖啡伴侣一杯不超过1汤匙。

7.避免油炸食品；烤肉时，用架子而不是包起来烤，这样可以让肉中的油脂烤出、滴下。

8.外出就餐时，选择清淡食品，避免加入了很多酱料的重口味食品、避免油炸食品。

9.用水果、酸奶等替代冰淇淋、蛋糕等餐后甜点。

作者小档案

肖丹华，1997年毕业于中国协和医科大学，获临床医学博士学位，2004年毕业于美国哥伦比亚大学，获人类营养学博士学位。现就职于美国大西洋医疗系统，任营养代谢专科医生，擅长诊治各类营养代谢相关疾病。

胖和癌症那些扯不清的关系

王颖轶 🐝

无论男女老少，现在最流行的一句话就是"我要减肥！"。可为什么减肥？大多数人都是从美的角度出发，那我就谈古论今，从健康的角度替大家梳理梳理。

唐代以胖为美，原因有四：

1. 物以稀为贵，温饱线上挣扎，自然对瘦子"审美疲劳"。

2. 危害健康的添加剂没有发明，胖子不是"虚胖"而是被纯天然、无公害喂养后，堆积在体内的精华。

3. 心性宽厚好，肠胃吸收好，方能体胖。

4. 胖代表了其家庭富裕，生活条件好。

总之一句话，古代胖代表健康！

转眼到了 21 世纪，食物精致了，生活精致了，长相也需要精致，因此不需要五大三粗、大大咧咧了。其实更加可怕的是，由肥胖导致的心脑血管疾病和癌症等健康问题如潮水般向你涌来，使你应接不暇！

如何判断肥胖？

首先介绍超重和肥胖这两个概念。国际上，亚洲人的适宜 BMI 是 18.5 ~ 23.9，BMI 为 24 ~ 27.9 定义为超重，BMI 在

28 以上就定义为肥胖。因此，对于 BMI 平均不高的亚洲人来说，还需要用腰围来衡量，男性 ≥ 90 厘米（2 尺 7）或女性 ≥ 80 厘米（2 尺 4）为肥胖。只有 BMI 和腰围均不超标，才算得上是正常体态。

肥胖在致癌方面"全面开花"

据统计，有 20% 的癌症是肥胖引起的，超重和肥胖可以使多种癌症风险升高，包括食管癌、胃癌、甲状腺癌、结直肠癌、肾癌、肝癌、黑色素瘤、多发性骨髓瘤、胆管癌、白血病、淋巴瘤、前列腺癌、乳腺癌、子宫内膜癌等。一项 524 万英国成人的调查中显示，41% 的子宫癌和至少 10% 的胆囊癌、肾癌、肝癌和结直肠癌是由超重导致的。研究还发现，人均 BMI 每增加 1 kg/m²，全国将至少有 4000 人患上与肥胖有关的癌症。

中年发"福"更可怕

研究显示，发胖的时机不同，致癌风险的高低也不同。以最常见的结直肠癌为例，从成年到中年间体重增加会使结直肠癌风险提高 23%，而从中年至老年间体重增加结直肠癌风险只提高了 15%。看来尤其要警惕中年发"福"啊！

即使患癌后，死亡风险也会提高

即使是患癌后，肥胖也会使癌症的死亡风险更高，综合分析 114 项研究共计 282 137 例患者，发现对于男性来说，BMI 增加

5 kg/m²，甲状腺癌、结肠癌、肾癌的死亡风险分别增加52%、33%、24%；而对于女性，子宫内膜癌、胆囊癌、食管癌、肾癌的死亡风险分别增加59%、59%、51%、34%。

为何肥胖会致癌？

肥胖导致癌症的原因很多，以食管癌为例，肥胖增加了患食管腺癌和胃贲门腺癌的风险，一方面肥胖间接通过对胸腔压迫进而增加胃食管反流，胃酸长期缓慢的烧灼食管造成了损伤；另一方面，脂肪细胞分泌的多种炎症因子介导损伤食管。但庆幸的是，肥胖并未增加食管鳞癌的风险。乳腺癌比较有趣，BMI 相关乳腺癌的风险取决于绝经状态：高 BMI 或围绝经期（围绝经期是指女性绝经前后的一段时期）体重增加的女性在绝经后，其患乳腺癌风险会增加，其机制可能为肥胖导致雌激素水平升高，进而增加了乳腺癌风险；而绝经前女性，BMI 增加会导致患乳腺癌风险更低，原因尚不明确。

对于转移性或者接受肾切除术的肾癌患者，BMI 高（大于 25 kg/m²）的患者总体生存期更长。

作者小档案

王颖轶，2003 年毕业于北京协和医学院，获医学博士学位。现任北京协和医院肿瘤内科副主任医师。擅长肺癌靶向及免疫为主的精准医疗。

肠好才是真的好

🐤 李玥

一年 365 天，周而复始，有些日子是用疾病名称命名的，如高血压日、帕金森日、爱耳日。你可知，5.19 是"世界炎症性肠病日"？

炎症性肠病是什么？

炎症性肠病（inflammatory bowel disease）即 IBD。消化科的医生对此并不陌生，因为得这种疾病的患者越来越多。他们大多是十几到三四十岁的青年男女，有颜有才。他们中的一部分因为出现便中带有脓和血、便次增多、腹痛等症状而到医院就诊，经肠镜等检查后诊断为溃疡性结肠炎，这只是炎症性肠病的一种。

另一种克罗恩病（以报道这个疾病的外国人的名字命名）就更加狡猾。开始可能没有特别明显的症状，直到出现明显的腹痛、腹部鼓包、吃的东西排不出来，甚至手术后才得以诊断。这是一类慢性病，像高血压、糖尿病一样，目前还没有治愈的方法，但有药物可以控制病情，减少发作。目前，粗略估计全世界约有 1千万人患此病，这个数字仍在不断地上升中。

炎症性肠病的病因是什么？

没有人知道炎症性肠病的确切病因，但这类疾病是伴随工业革命、农村城镇化而出现并迅速增多的，最早报道于 1859 年的欧洲。随着经济水平的发展，我国尤其在沿海地区、经济发达地区的患者近年迅速增多。

俗话说"民以食为天"，荷包里有了银子，我们的饮食结构逐渐远离素食，从粗茶淡饭到大鱼大肉，抛弃了东方传统的低脂、高纤维素、富含维生素的饮食习惯，饮食结构逐渐西方化，高脂、高糖、高蛋白。殊不知，这些食物也是肠道那些"有害"细菌的最爱，它们好吃懒做，在这些食物的滋养下，挤走了对健康有益的正规军（爱吃蔬果、纤维的细菌），肠道的炎症随之而来。

日常食物中食品添加剂（如各式乳化剂，常用于饮料、冰淇淋、烘培食品、巧克力等）的浓度很低，但长期食用可以在肠道内的集合淋巴结内聚集，同样可引起菌群的改变，而菌群变化和炎症性肠病的发生有着千丝万缕的联系。不难发现，在人均食品乳化剂消耗大的国家，也是炎症性肠病发病率高的国家。

除了饮食、卫生条件等环境因素，也有遗传的因素影响，有5% 的患者直系亲属（如父母 / 孩子，兄弟姐妹）患有炎症性肠病。医生、科学家们一直致力于探索炎症性肠病患者的免疫紊乱问题，推测是环境因素激活了人体的免疫系统并引起它对自身消化道的攻击。

如何爱护我们的肠道？

●爱护我们的肠道要从爱护我们的肠道菌群开始

预防炎症性肠病，预防很多与"吃"有关的疾病，如肥胖、糖尿病、高血压、冠心病，都要从爱护我们的肠道菌群开始。对健康有益的菌群喜欢"两多两少加一低"的饮食结构，即多蔬果、多高纤维、少调味、少加工、低油脂。

●爱护我们的肠道要从保持健康稳定的情绪开始

肠道受大脑的支配，精神紧张、焦虑、郁闷都会引起肠道的不适，甚至改变菌群的构成。稳定的情绪可以让我们的消化道充满快乐积极的细菌。

●爱护我们的肠道要从运动开始

生命在于运动，有规律的运动，可以促进胃肠道的蠕动，从而调节肠道菌群。

在世界 IBD 日之际，我们学会如何发现肠道问题，如何爱护我们的肠道。理会，践行！

敲黑板

规律的运动、健康的饮食结构、愉悦的情绪都是我们肠道中万亿有益细菌的最爱。

作者小档案

李玥，2002 年毕业于北京协和医学院，获医学博士学位。现任北京协和医院消化内科副主任医师。主要从事消化系统疾病的临床诊治工作，擅长消化道免疫相关疾病、炎症性肠病的诊断和治疗。

你知道吗？

反复牙周脓肿有可能是高血糖引起的

胸痛不一定是心脏病，还可能是抑郁症

老年人久坐＋饮水量少，很容易发生肺拴塞

没有其他疾病的高血脂，建议先调理降脂

颈动脉斑块，"软斑"危险性更高一些

年龄大了，要避免服用"肾毒性"药物

第五章

身体老去，爱它更要懂它

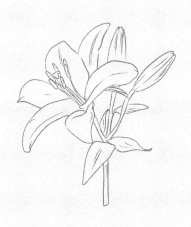

疲劳、心悸、头晕，这到底是什么病？

黄晓明 😈

患者："医生，我这是疑难杂症吗？这几年我一直在跑医院，就是查不出是什么病？"

医生："那你哪里不舒服？"

患者："我到处都不舒服，头晕，头发闷，整天昏昏沉沉的。我还胸闷，喘不上气。消化还不好，肚子胀，吃不下饭。我都上不了班，病退在家了。"

医生："和我说说在其他医院看病的情况。"

患者："医生，这是我的看病资料（掏出一大堆各大医院的病历和检查）。你看，这么多！心脏科、消化科、神经科、中医科，我都看了。做了好多检查，抽血、心电图、脑 CT、脑核磁、胃镜、肠镜。他们都说没什么大问题，说我没病。你说是不是没有查出来？"

医生："那你有什么担心或者害怕吗？"

患者（十分警觉）："医生，你也怀疑我是心理问题吧？我心理没问题，没有什么担心的，就是想查出得了什么病。"

我在普通内科门诊出诊时，经常会遇到这样的患者。他们有很多症状，但是客观检查又没有发现问题。患者到处寻求医学帮助，就诊经历复杂，医生认为他们"没病"，但患者的症状又没有得到缓解。

他们到底是什么病？

西医医生所理解的"疾病"，症状背后往往能找到组织器官的异常，能用一整套完整的病理生理机制解释，比如，冠心病、心肌梗死，是由于给心脏供血的冠状动脉堵塞，心肌缺血坏死，患者因此出现胸痛、憋气等症状。但上述患者的症状无法用传统的器质性病变或病理生理异常来解释，这种情况可以统称为"医学难以解释的症状"（medically unexplained symptoms，MUS），也可以称为功能性疾病、躯体化症状。以前也有医生称之为"神经官能症"或"植物神经功能紊乱"，但这两个名词现在已不建议使用。MUS可以出现涉及身体任何系统的症状，如疲劳、疼痛、心悸、气促、头晕、耳鸣、恶心、腹胀、肿胀、失眠等。说这些患者"没病"是不对的，症状是患者的主观体验，它们真实存在，并且影响患者正常的工作和生活。

他们为什么会出现这样的症状？

既然称之为"医学难以解释的症状"，证明它背后的病理生理改变并不清楚。目前国内外学者倾向的解释是这些症状的发生与遗传因素、环境因素、生活应激事件、人格特征等多种因素相关。

● 诱发因素

患者常常有外界刺激或器质性疾病等诱发因素，比如，工作压力大或家庭变故诱发身体不适感，如果和患者深聊，往往能聊出这种诱因。如"我和老公大吵了一架后，肝这个地方就不舒服。""我同事突然得病去世了，我很害怕。""生病以前我换了工作，压力很大。"……再比如，器质性疾病治疗效果没有达到预期，身体不适导致负面情绪引发其他症状，形成恶性循环。"我有牛皮癣，吃好多药都不好，现在还有头晕、憋气。""我就是上一次肺炎之后，一直不舒服。"……

● 人格特征

内向、固执、多疑、易焦虑的人更容易患 MUS。这样的患者倾向于把一些症状解释为严重的疾病（即灾难化解释）。现在网络发达，很多人有了症状喜欢上网查，把网上看到的疾病套到自己身上，自己做出解释后其注意力就会聚焦在症状上，更加紧张和不安，进一步放大灾难化解释，这一过程的重复和自我强化就形成了恶性循环。

● 社会环境因素

人是社会性的，身体和所处的社会环境是融为一体的。社会环境会影响身体的调节，举个简单的例子，很多人在紧张的环境中会想上厕所、在伤心的环境中会觉得胸痛，这就是环境对身体的影响。现代社会压力大，人的压力无处释放就会以身体的不适表现出来，这也是目前有"医学难以解释的症状"的患者越来越多的原因之一。

● 医生的因素

不能否认的是医生的行为也会成为"医学难以解释的症状"

维持和加重的因素。由于专业越分越细，再加上门诊时间紧，不少医生习惯用简单粗暴的方法处理这类患者。"你去做检查吧。""你不是我们科的病，看XX科吧。"……医生如果忽视心理社会因素，医患关系不佳，患者就诊失望，患病观念和就诊行为不断重复强化，这也是症状不能缓解的重要因素。

患者应该怎么办？

● 与医生建立良好的医患关系

所有的专家共识都认为良好的医患关系是"医学难以解释的症状"治疗的关键。"话疗"是治疗"医学难以解释的症状"非常重要的环节，这要求医生耐心倾听患者倾诉，表达理解和共情，合理安排检查，予以适当的解释和教育。对于患者来说，就诊时尽量准确表达自己的症状和疑虑，信任医生的判断，不反复要求做过多检查。

● 不排斥心理评估和治疗

很多患者对心理科存在偏见，觉得心理疾病是非常丢人的事。但对于症状较重的"医学难以解释的症状"患者，专业的精神心理评估是非常有必要的。当医生建议你到心理科就诊时，不要排斥，坦然接受。

● 有氧运动

有氧运动和力量训练也是"医学难以解释的症状"很好的治疗方法，运动会让身体释放多巴胺，多巴胺会让人产生愉悦感。

如果症状不能完全缓解要努力学会和症状共存，选择自己喜欢或合适的运动，循序渐进，逐步进行。

● 回归日常生活

很多患者因为身体有不适症状而选择病休在家，这其实是一种非常不明智的选择。要努力建立信心，回归日常生活，回归社会。

作者小档案

黄晓明，1999 年毕业于北京协和医学院，获医学博士学位。现任北京协和医院普通内科副主任医师。擅长高血压、慢性阻塞性肺疾病（COPD）、贫血、痛风等常见病的综合管理，也擅长内科疑难病的诊断和治疗。

职业耗竭，不容忽视的问题

🦋 李晗歌

　　彩虹合唱团的《感觉身体被掏空》火遍大江南北，唱出了亿万"加班狗"的心声。作词、作曲兼乐团指挥的金承志表示："我就是一个记录者，用眼睛记录生活，用音乐去表达。"他确实出色地做到了这一点，生动地描绘了一个职业耗竭者的内心活动和身体反应。结合这首歌，我们来聊聊职业耗竭这个话题，希望能对大家有所帮助。

什么是职业耗竭？

　　职业耗竭（Occupational burnout），是一种心理综合征，是对工作中的长期压力源的反应。客观地说，压力不总是坏事。适宜的压力，有助于提升警觉和机敏的程度，可以提高人的效率。在付出努力克服困难之后，会收获成就感和个人能力的提升。但是，持续的高强度的压力，以及没能有效地应对压力，就会产生不好的后果，比如，职业耗竭，关于压力与工作绩效的关系见图 3，探索自己的工作绩效曲线，就可以选择适宜自己工作的压力水平。

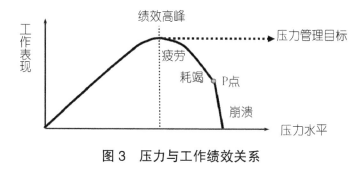

图3　压力与工作绩效关系

职业耗竭的三个特征

第一个特征是情绪枯竭、没有活力（Emotional exhaustion），是职业耗竭最重要、最核心的症状。这就是金承志歌曲里唱的"感觉身体被掏空"的那种感受，"我累得像只狗""沙发是我港湾""如何放轻松"，疲劳至极，筋疲力尽。

第二个特征是去人格化（Depersonalization），表现为疏远、回避工作中的人和事。这是面对情绪和体力不堪重负时的自保行为。"辞职以后拉黑他""怎么样老板，哈哈哈哈哈哈哈，怎么样老板，这下你满意了吧？"都是去人格化的具体表现。如果是服务行业，会明显表现出对服务对象的冷漠和麻木。

第三个特征是低成就感（Lack of personal accomplishment），是在主观上认为自己做的事情没有意义，失去兴趣，不觉得自己做了很多有价值的事情。"我看着窗外的树影，难道这就是我的青春？"就是源自低成就感的慨叹。

职业耗竭都有哪些危害？

职业耗竭这个问题需要重视，因为它的普遍性，更因为职业耗竭会带来危害，无论是对员工，还是对工作，都是不利的。

在工作方面，职业耗竭会影响工作表现，员工更容易出错，员工解决问题的能力下降，效率降低，会更倾向于逃离这个行业，造成人才流失。

在员工的健康方面，职业耗竭有损健康，容易导致失眠、焦虑、易怒、饥饿感增强、记忆下降、高血压等，甚至增加发生中风的概率。歌曲里唱的"十八天没有卸妆，月抛带了两年半。作息紊乱，我却越来越胖。"都是身体发出的信号。有些人变得容易跟别人起冲突，或是婚姻方面有困难。有一部分的职业耗竭要与抑郁症进行鉴别，两者症状相似，只是职业耗竭与工作和压力的关系更为密切。

如何应对职业耗竭？

是不是我们对职业耗竭就束手无策了呢？当然不是的。首先，接受职业耗竭是个确确实实存在的问题，是应对职业耗竭最重要的步骤。只有我们承认它、面对它，才能去改变它、解决它。

工作单位需要提升和肯定员工们的工作价值，增加员工的自主性，营造良好的工作环境和氛围。

依据国外相关文献，给个人的建议如下：

1. 明确工作和生活之间的平衡度。

2. 识别自己的压力源，如果某个压力源产生了太多的压力，是否还要继续承受。

3. 保护自己，爱惜自己。

4. 分清自我认识（我怎么看自己）和自我意识（别人怎么看自己）。

5. 努力让自己变得有弹性，能承受一定的困难和挫折。

6. 追求卓越，而不是追求完美。追求完美容易带来许多挫折和失落，而追求卓越则能最大限度地发挥特长和激发潜质。

让我们一起，向职业耗竭说不！

作者小档案

李晗歌，2012 年毕业于北京协和医学院，获医学博士学位。在北京协和医院麻醉科完成住院医培训和专科培训，现就职于北京协和医学院教务处。

容易疲倦，是病了还是老了？

🐟 张美娟

您说一个人到什么年龄算老年人呢？ 古人有 60 花甲之年的说法，大意 60 岁就是老年了。在美国，65 岁以上的人可以拿社会保险金，加入州政府的医疗保险，免费做公交车，所以在美国 65 岁以上的人算是老人了。

不过你去看看赵雅芝，都 60 多岁的人了，要是称她是老年人，肯定会招白眼的。崇尚年轻一直是西方的文化，看美国人一再给自己打气：40 岁是新的 20 岁；60 岁是新的 40 岁；90 岁是新的 60 岁。这新的定义当然是跟老的相比，现在人类寿命大大延长了，跟几十年前同年纪的人比，看上去年轻得多，这要感谢良好的营养、干净的水源、现代医疗和防晒措施的普及。

年龄，是不是真的只是个数字而已？

我有个患者爱自嘲"我不喜欢变老，但是另一个选择(指死亡)更可怕，所以我还是安心变老吧。" 出生的前景是生命，衰老的前景是死亡。变老意味着离死亡不远了。

John Shoven 是斯丹福大学的一名经济学教授，他提出用一年内一个人死亡的概率值来定义中年或老年。如果此人一年内死亡的概率≥1%，就是在中年；如果≥2%，就是老年。

根据这个定义，美国男人如果生活在 1920 年，那就在 44 岁那年进入中年，55 岁进入老年。如果他有幸生在现代，则分别要延迟到 60 岁和 70 岁。对女人来讲，趋势也是一样的，数字会更高些：中年的年龄门槛在 1920 年是 49 岁，现在是 65 岁；老年的年龄门槛在 1920 年是 59 岁，现在是 73 岁。看到这里，还是让人心里欢喜的。

这些是统计数据，讲的是人群和概率。具体到个人，还真是差别巨大。

为什么有人显老有人不显老呢？

美国健美明星简方达现在 80 多岁了，至今还可以用健美来形容她。而一般 80 多岁的老人，还真是要服老了。那为什么有人显老有人不显老呢？

2017 年福布斯杂志采访过美国新奥尔良的 May Lupo 医生，她是著名的皮肤科美容专家。她认为，人的皮肤怎样变老是由多种因素决定的：第一是基因，你妈妈要是显年轻，你也显年轻的概率就高，当然你也可能随你爸的基因；第二是生活习惯，包括很重要的防晒；第三是饮食；第四是压力；第五是你是否有条件一年看几次好的皮肤美容医生。如果我们普通人不能做到第五条，那还是有中间三条可以努力的。

当觉得身体容易疲倦，这是生病了还是变老了？

很多老人跟我说"我很累，但是到我这个年纪，还能怎样呢？"

所以当身体觉得容易疲倦，到底是生病了还是变老了？

衰老还是疾病，很多时候不容易区分。衰老本身是不是一种疾病？这个问题已经被争论了很多年。既然每个人都要变老的，那它就不是疾病，而是一个自然规律。

但是随着变老，一些慢性疾病就来了，比如，糖尿病、高血压、冠心病和癌症。如果人只活到40岁，这些病的发病率是会很低的。多年前，骨质疏松、痴呆，被认为是一个人老化的自然现象，而现在已经被认为是疾病，可以得到治疗。

我们能不能治疗衰老本身呢？这个问题几千年前秦始皇就想到了，可惜到现在答案还是否定的。我们只能接受这个事实：随着年龄的增长，身体机能是会退化的。那我觉得自己很累是衰老还是疾病呢？有两点可以帮助你判断：

第一，您的不适是缓慢发生的，还是突然发生的？衰老引起的变化，一般是缓慢的和渐进的。如果您一觉醒来突然觉得下肢无力，那肯定不是衰老，而是要去看医生了。当然缓慢发生的症状也可能是疾病。

第二，跟同龄人比，您是不是有些症状特别严重？比如说50岁的人，手关节可能会有轻度关节炎，不过，如果双手关节严重疼痛肿胀，越来越坏，可能不是一般的骨性关节炎，而是类风湿关节炎。总之，如果您感觉不适，不要轻易把它归于变老了，还是要去看医生检查一下才放心。

专门为老人服务的学科——老年病学

很多国家都进入老龄社会了。随着老年人的增多，医学上分出了专门给老人服务的学科——老年病学。老年病学就是专门研究和管理老年健康的一门医学专科。就像儿童不是微型成人，而是有这个年龄阶段独特的特征。老年人也不仅仅是活久了的成年人，到老年会有一些特别的需要。比如说，老年人对药物的代谢变缓，所以用药剂量要调整；有些疾病的表现会不典型；记忆力下降和痴呆症的可能性增加；容易摔跤；90 岁的老人得了癌症，要不要治疗等一系列问题。

　　一个老年科的医生要熟悉老年人身体、心理和他们环境的特点，可以对老人做综合的评价，不仅可以帮助老人延长寿命，还要提高生活质量，并帮助老人正确地面对衰老和死亡的挑战。我有很多 65 岁以上的患者，当然大多数人并不去看老年科。但是特殊情况下，我会邀请老年科会诊。比如说，我有一个 93 岁的患者，发现颈部有一个肿块，穿刺检查诊断为乳头状甲状腺癌，这是个缓慢生长的癌症，就是让它长上五年，也不见得长到压迫喉咙影响呼吸的程度，也很少会转移。如果给她做甲状腺手术切除，由于她的年龄和心脏病，手术风险太高。所以讨论下来是不做手术，每隔六个月随访，如果瘤子增大明显，可以考虑颈部放射治疗遏制它生长。老人接受了这个方案，但是回家后越想越恐慌，手一摸脖子上的肿块，那可是癌症啊。为此她焦虑地睡不好觉，又来找我重新讨论。这种情况下我就把她送到老年科那里作综合评估，让老年专家团队给她解释更为有效。

　　老年科常用一些打分统计表来衡量一个老人的综合健康。表 4 就是一个常用的例子。

表 4　老人脆弱性评估表

领域	分数
年龄： 75 ~ 85 岁 >85 岁	1 3
自我评估健康状况： 好，很好 不好	0 1
日常生活有需要帮助的地方： 洗澡 买东西 管钱 行走 轻度家务	1 1 1 1 1
在特定任务上有困难： 弯腰，跪下来 擦地板 上肢高举过头 提起 10 磅重的东西 行走 400 米 写字或手握小东西	1 1 1 1 1 1

注：总分 ≥ 3，就可以定义是脆弱的老年人。

每个人的一生，都从哇哇第一声哭开始，此后的日子是轻如鸿毛也罢，重如泰山也罢，几十年后的身体都会慢慢变老的。如果此时您还能举手弯腰擦地板，就珍惜现在的健康吧。

作者小档案

张美娟，1999 年毕业于北京协和医学院。现任美国宾州大学兰卡斯特总医院内分泌科医生。擅长糖尿病、甲状腺疾病和其他腺体疾病的诊治。

比别人更怕冷，是病吗？

张美娟 🦋

常有人问我：我很怕冷，是怎么回事？我们人类没有像兽类那样自带保暖衣，所以气温变化时，自然要通过加减衣服来保持体温恒定，这对每个人都是一样的。很多人觉得怕冷，是因为跟别人比较起来觉得自己不一样。要是在一个房间里，别人都穿着短袖衣服，而你非要套件毛衣才舒服，这样经历几次，你就会觉得自己是怕冷的。还有一种情况，就是局部发冷——有人老觉得自己手脚发凉。还有人问我：为什么中国人比美国人怕冷？我想这个观察有一定道理。我的美国邻居大冬天可以穿着短裤在雪地里遛狗（当然上身是套羽绒服的），我看着都打寒战。人怕冷是怎么回事呢？

人体的热是哪来的？

热量是能量的一种，人体各个系统运行，都需要能量的。摄入的食物，就是我们能量的来源。人体的能量需要大概可以分成3大块：基础代谢；食物的动力效应；活动所需能量。对大部分人来说，这三大能量需要的比例大概是 70%、10% 和 20%。

基础代谢是指一个人在安静清醒舒适没有压力的情况下，维持生命的所有器官系统运作所需要的能量，包括体温维持、心跳、呼吸、胃肠蠕动等。

食物的动力效应，是指你一吃东西，哪怕你坐着不动，人体就开始额外消耗能量。

最后的 20% 能量，就是你平常走路提东西需要的能量。这是大部分人的需能比例，当然一个运动员需要的活动能量，会大大超过 20%。消耗能量的一个结果就是产热。所以耗能越高，产热越高。

基础代谢率是人体耗能的最大比例，所以它的高低会影响到产热多少。健康人群里，决定基础代谢率的主要因素是去脂体重，年龄和基因。女性的去脂体重比例比男性的低，所以女性容易觉得冷（更年期妇女除外）。基础代谢率会随着年龄降低，20 多岁以后，每十年降低 1.5% ~ 2%。所以说小孩屁股上可以兜盆火，到中年就要穿秋裤拿保温杯了。到老年呢，就爱晒个太阳烤个火了，就是这个道理。当然大概趋势是如此，具体到个人，还是有所不同。常锻炼的人，去脂体重会保持得好，基础代谢率可能降低得慢些。

食物的动力效应也影响冷热。你有没有觉得肚子饿的时候容易觉得冷？吃顿饭后即使不添衣服也会觉得不那么冷了，哪怕就是啃了个不热的面包，这就是由于食物的动力效应。为什么美国人比华人不怕冷呢？可能是他们食物里的蛋白质含量高。不同食物的动力效应有所不同：吃米、面等碳水化合物，摄入的 5% ~ 15% 能量在饭后消耗了；吃蛋白质，饭后 20% ~ 35% 的摄入能量就被消耗了。吃脂肪，饭后消耗能量是 5% ~ 15%。所以说你吃一碗肉后，是比吃一碗米饭觉得身上暖和的。当然，你要是吃了热的或辣的，就觉得更热了。

最后，人体活动产热，这点是显而易见的。阴冷的冬天的晚上，你要是坐着不动看电视，会不会身上感觉越来越冷？

什么病会让人怕冷？

如果你一般是不怕冷的，但是最近发现明显怕冷，那就要注意了。很多疾病，包括心血管、内分泌和神经系统的病变都可以让人畏寒。下面就说一说哪些疾病会让人畏寒。

●贫血

血液里红细胞含血红蛋白，负责向身体各部分输送氧气。氧气是人体代谢营养物产热必需的。贫血就是血红蛋白量下降了，那么它输送氧气的能力也降低，人就会畏寒。贫血可以有多种原因，如缺铁、缺叶酸、缺维生素 B_{12}、骨髓造血障碍等。除了畏寒，人还会乏力、头晕、脸苍白等。

●甲状腺功能减退

甲状腺是调节人体代谢的主要激素。甲减就是甲状腺素不足，人体代谢减慢，发冷畏寒是一大表现。其他表现还有乏力、水肿、便秘、头发干枯、体重增加等。

●快速减肥

脂肪是很好的防散热组织。如果很快减肥，比如做了减肥手术后体重可以下降原体重的 1/3。减肥后走路觉得轻松了，但是会觉得冷。这是很可以理解的——等于是脱掉了一件天然的厚大衣。在厌食症患者中，体重下降，畏寒也常见。

● 血管病变

血液向人体输送热量。如果这个输送管道系统在哪里堵了，那地方就会觉得冷。比如，下肢动脉硬化狭窄，足背脉搏变弱，则脚会觉得冷。

● 外周神经病变

外周神经病变会引起感觉异常，如发麻、疼痛、发冷等。

● 慢性疾病

比如，晚期肾病，人会觉得冷，机理可以是多方面的。

● 下丘脑病变

下丘脑是脑内的体温控制中心，一旦那里有病变，会造成体温调节异常，不过这种情况很少见。

● 局部损伤

有些皮肤烧伤以后，愈合留疤痕，但是可能那部分会一直觉得冷。慢性关节炎损伤部位可以对气温下降敏感。

● 药物不良反应

比如，用来降血压的 β 受体阻滞剂，会引起手冷脚冷; 华法林，一种抗凝剂，也会让人觉得冷。

怕冷怎么解决？

谈到治疗，还是要先搞清楚怕冷是自然的还是疾病引起的。如是后者的话一定要找到病因以对症治疗。

所以说，如果你是最近觉得冷，或者不光觉得冷，还有劳累，头晕，以及其他不适，一定要找医生检查一下。

作者小档案

张美娟，1999 年毕业于北京协和医学院。现任美国宾州大学兰卡斯特总医院内分泌科医生。擅长糖尿病、甲状腺疾病和其他腺体疾病的诊治。

家有阿尔茨海默病，守护生命之光

徐红梅　康琳

2016 年的下半年，老爸比以往更加嗜睡，眼神越来越黯淡。最让他欢乐的事，就是我——他的老闺女去探望他。我会提前打电话告诉他，我要来看他。他必定提前穿戴整齐，坐在小客厅的沙发上等着我。有时候，我任性地晚到，他能坚持在那坐上两三小时，一边看电视一边打瞌睡，等着我。

我知道，这些都是症状，是阿尔茨海默病，虽然不会即刻致命，但是我们却无法阻止生命功能的老化，顺应自然吧，我想只要老爸没有不舒服就好。但是，我不知道，致命的危险因素正在悄悄而来。

老爸的饭量越来越小，妈妈费心地安排他最喜欢吃的食物，他很努力尝试进食，可吃不下多少东西。此外，喝水喝汤就易呛咳，大小便也有些控制不住，有时来不及去厕所就便了。最后，买了许久他不肯用的纸尿裤还是穿上了身。

11 月 20 日，家里举办了一场隆重的家庭聚餐，大家一起拍照，一起吃午饭，有各种好吃的，我们夹给老爸的菜他都吃了。

聚餐结束以后，老爸一边发抖一边爬上床，频繁地上吐下泻，持续到半夜，体温高达 39℃。第二天，平静地昏睡，体温不高了。妈妈说，老毛病了，可能是感冒。我想，兴许是的，累着了，吃得杂了消化不良，多休息就好了。

在那之后的一周，老爸还是萎靡着，没怎么发热也没说哪里不舒服，血压平稳。每天早上7点多起床，扶着扶步器去厕所刷牙洗脸，坐到餐桌前用早餐，之后就是一天迷迷糊糊地打盹，夹杂着几句简单的交流。又过了一周，间断发热，吃点退热药热便退了，精神不好，昏睡。

12月3日上午9点多，老爸在床上开始发抖，半小时就发展到频繁倒气，满脸紫黑的状态。家人马上打急救电话，老爸被急救车送去了急救中心。

诊断很快明确，因为高热39℃、心率180次/分、白细胞近2万、心电图房颤、肌酐升高，是肺部感染合并心衰肾衰。我怎么就没有想到我爸得肺炎了？该死的呛咳！不知什么时候细菌开始在肺部滋生的。

康琳副教授解析

● "喝水喝汤就易呛咳"

进展期阿尔茨海默病由于患者认知功能的下降和日常生活能力的降低，会出现饮水呛咳现象，反复的呛咳会诱发误吸导致肺部感染。因此，在喂食上应注意给予均质化的食物，即干食与汤、水分开喂食，避免由于食物的不均质增加患者吞咽困难和误吸的风险。随着病情的加重，患者吞咽功能越来越差，即便不进食，每天的唾液分泌也会导致误吸，因此，吸入性肺炎很难完全避免。

● "大小便也有些控制不住了"

排尿排便的异常也是进展期阿尔茨海默病患者经常出现的老年综合征之一。"来不及去厕所就便了"多是充盈性尿失禁和便失禁的表现,纸尿裤需要经常更换,避免导致褥疮。

● "老爸还是萎靡着,没怎么发热也没说哪里不舒服"

老年患者尤其是阿尔茨海默病患者的肺部感染,临床表现与年轻患者不同。可能没有发热、咳嗽、咳痰等症状,只是精神萎靡、懒言、嗜睡等不典型表现,因此,需要细致观察老年患者的表现,及时识别发现肺部感染的征兆。

1 天后,昏暗的病房里,老爸醒了,他睁眼看到我,微微笑了。第二天早上,老爸吃了早餐,护工给他吃了鸡蛋、半碗小米粥还有牛奶。他努力想坐起来,把床摇起来他半躺着笑眯眯的跟我说:"嘿嘿,今天舒服多了。"是啊,高热暂时退了,他好像霎时变得很精神。过了一会儿,又疲惫地睡了。心电监护仪上,心率还在 170 ~ 180 次 / 分变动。中午,喝了点面片汤,睡着了。

可是,之后的 24 小时,老爸什么都没吃,根本没有意愿进食,心率在 140 ~ 150 次 / 分跳着。护工大姐着急了,说不进食怎么行,找医生去,要想办法吃些食物。医生来了,给下了胃管。20 分钟以后,爸爸的呼吸开始粗重急促,逐渐变成往里倒气而没有出的气,本来闭着的眼睛慢慢睁开了,越睁越大,眼睛上蒙上一层雾,瞳孔似乎在放大。"不对!"我大叫,"把胃管拔了,是这个胃管让他这么难受的!不要这个胃管!"此刻老爸离死亡那么近,怎么会这么快，不要啊！医生把胃管拔了出来，老爸的痛苦面容慢慢缓解。

随后主治医生和我们家属谈话，交待病危情况，若心率呼吸骤停可能会采取电除颤、气管插管等措施，还有胃管，同意的话就签字，做了气管插管后就不能开口说话了。我开始止不住流泪。抢救，还是不抢救？亲人们还没有来，总要见最后一面吧。还是要救的，只是这样的话老爸要上"大刑"了。我开始签字，一边签一边哭，我不愿父亲这么受苦，万般无奈只能先做这个预案。

在医生护士们的治疗和护理下，1 天以后老爸的各项生命体征趋于平稳，心率逐渐下降到 110～120 次 / 分，没有发生呼吸心跳骤停。每天有半小时探视时间，从开始的昏迷无交流，几天后慢慢到能开口说话。他对我们说："这一辈子我很满意。"老爸一直没有饿的感觉，不进食，静脉输葡萄糖液后两个手背浮肿红烂，要往上寻找进针点。医生给下了胃管，开通了唯一的一个能量供给线。1 周以后，老爸从抢救室转到急诊留观病房，每天用最高级别抗生素抗感染治疗。至此，重症抢救告一段落。

在急诊病房完成了抗生素治疗疗程，因为便潜血，血色素降到 7 克，于是转到老年科病房住院进一步观察治疗。停用阿司匹林，避免使用引起消化道黏膜出血的药物，输了一次血，补铁剂，胃管给足营养液。至此，老爸才慢慢开始咳嗽排痰，我们给他翻身拍背，鼓励他咳痰。老爸出现了幻视和错觉，这些都是典型的谵妄症状。

康琳副教授解析

• "昏暗的病房里，老爸睁眼看到我"

阿尔茨海默病的患者在换了新的环境，如果存在感染、电解质紊乱、脱水、心衰、疼痛、尿潴留等情况下容易诱发谵妄。谵妄的具体表现为波动性的精神状态变化、注意力不集中、思维混乱、意识障碍等。熟悉的家人陪伴，纠正上述诱发因素，尽量保证昼夜节律，都非常重要。除非患者有自伤或伤人的倾向，要尽量减少对患者的束缚。

• "老爸什么都没吃，根本没有意愿进食"

急性感染对老年人，尤其是认知功能障碍的老人，是个很强的外界应激刺激。炎症状态、摄入不足很容易导致营养不良。在治疗感染的同时，注意营养风险的筛查，适当给予营养支持补充，对疾病的治疗和整体预后都是不容忽视的。

• "抢救，还是不抢救？"

这一段涉及到老年人医疗决策的问题。无论从专业还是伦理的角度出发，医疗决策的制订应遵从"以人为本"的原则，充分尊重患者本人的意愿。而在我国目前的医疗现状中，大部分情况都是家属在代替患者做决定，这跟 Advanced Care Planning——"生前预嘱"理念的欠缺有关。生前预嘱是人们事先（在健康或意识清楚时）签署的，说明自己在病情危重的时候希望怎样被对待，从而指导自己的亲人为自己做出符合自己愿望的医疗选择。生前预嘱在许多国家和地区是具有法律效力的，每位住院患者的病历首页就是生前预嘱的签字单，以便医务人员能够在第一时间了解患者的意愿，使患者有机会选择平安、有尊严地走到生命终点的方式。如果这位老父亲事先有表达类似的愿望，相信这位女儿也就不会如此纠结和痛苦了。

- **"医生给下了胃管""每天用最高级别抗生素抗感染治疗"**

对于进展期阿尔茨海默病的患者，是否进行管饲营养，以及是否使用高级别抗生素，都是可以在生存预嘱当中进行选择的。实际上美国老年医学会指南是不推荐对进展期痴呆患者进行管饲营养的。因为管饲营养并不能完全防止误吸和肺部感染，管路本身可能会加重患者的不适感受，如果患者拔管导致胃管脱落更会增加误吸风险。指南推荐对有吞咽功能的患者进行分次喂食。

- **"停用阿司匹林"**

美国老年医学会指南强调任何药物治疗一定是以目标为导向的，对于预期寿命有限的患者，阿司匹林、他汀类药物及降糖、降脂等的治疗要充分考虑患者的获益和存在的风险。例如，对于预期寿命小于 6 个月的患者，美国老年医学会指南是不推荐使用他汀类药物的。

2 个星期以后，各项生理指标表现稳定，可以出院了。当我们告诉老爸要出院回家时，他开心得笑着拍手鼓掌。在医院，待了 40 天。这场大病让老爸遭受重创，身体机能继续退化。他不能进食进水，喂 3 小勺水后就呛咳不已。不能自己排尿，需用尿管。自己不再能坐起，他成了一位躺在床上的失能老人，吃喝拉撒全需要别人照顾。生命之光是继续发亮还是迅速熄灭全靠护理，面对这个重任，我真希望神能赐予我力量，助我一臂之力。

不管怎样，先回到家里照顾起来。一位好友给我们提建议，要我们慢慢给老爸恢复进食，说如果能喝粥、喝鸡汤会康复得更好。我们连续两天熬小米粥，每次喂他吃半碗。老爸第三天就开始低烧，一天后升到38.5℃。我赶紧跑回医院找老爸的主管医生。主管医生马上给开了抗生素和退热药，更加坚决地嘱咐这样的阿尔茨海默病患者不能从嘴吃食。我终于彻底地理解到，老爸的喉咙已经失去吞咽功能了。有着一口整齐坚硬的牙齿、爱吃美食的老爸再也不能恢复往日狼吞虎咽的盛景，只能经由鼻胃管把营养液送进去，胃管是像他这样的阿尔茨海默病患者不得不用的营养供给线。

用了 1 周抗生素以后，肺部炎症消除，慢慢再次退热。咳嗽排痰时多时少地持续了一个半月，慢慢地排干净后就不咳了。这次病后，老爸的时空概念更加模糊，尤其是对空间辨别不清，不清楚自己在哪里。意识上常常停留在过去，觉得自己在下乡、在火车上或出差路上。全天 24 小时，家里四五口人轮流围着老爸团团转，不断发生小惊险。老爸利用脱掉手套的机会，经常会去摸胃管，有一次已然拽出来了 20 厘米，我冲过去给它插了回去，把险情化解。又因为大家轮流值班交接不清楚，大约有 1 周的时间给水给少了，某天晚上尿管里突然出现沉淀物。到了凌晨 2 点多，老爸开始呻吟，肚子胀痛想排尿排不出，尿量骤减。我给他换体位揉肚子折腾了一小时，慢慢排出 100 毫升。尿管堵塞了，怎么处理，我们一点儿经验没有，不知道此刻该不该给水，担心把膀胱撑破。后半夜直到早上无尿，终于熬到早上六点半，我跑到附近医院急诊科找援助，急诊科医生不上门出诊，指点我打电话给急救中心。急救中心安排医生很快上门，小医生年纪不大却很笃定，给我们演示翻身拍后背揉肚子排尿，同时持续大量给水把沉淀物给冲下来，又跟我们商量后，把尿管换了。

我越来越意识到，没有医生、护士、护工在身边，老爸的居家生活因为我们护理能力弱而危险重重。怎么办，要不要送养老院？我禁不住和年轻的医生攀谈起来，从来不接受养老院的妈妈也凑过来听。热情纯朴的小医生直说，老年患者上门出诊急救需求最多，所以他经常和老年患者打交道，更是经常跑养老院。现在很多不能自理的老人住在医养结合的养老院里，因为配备有医生护士，比家里安全，尤其像老爸这样对周围环境认知不清的老人，养老院即使是新环境对他影响也不大。过去我们整个家庭一直守着老人生活，总觉得老人要留家里照顾，送去养老院就是儿孙们不孝顺，老人也有被遗弃的感觉，到这时才醒悟到家庭能提供的照顾能力不够用，早该做准备研究养老机构了。

康琳副教授解析

● "老爸的喉咙已经失去吞咽功能了"

吞咽功能可以经过洼田饮水试验来进行判断。具体做法是：让患者端坐，喝下 30 毫升温开水，观察所需时间和呛咳情况。

1 级（优）：能顺利地 1 次将水咽下。

2 级（良）：分 2 次以上，能不呛咳地咽下。

3 级（中）：能 1 次咽下，但有呛咳。

4 级（可）：分 2 次以上咽下，但有呛咳。

5 级（差）：频繁呛咳，不能全部咽下。

正常：1 级，5 秒之内。

可疑：1 级，5 秒以上或 2 级。

异常：3 ~ 5 级。

对于本文中进展期阿尔茨海默病的老人，试验的饮水量可以从更小量起始，避免呛咳误吸。

阿尔茨海默病患者无法配合吞咽功能的康复训练，因此，吞咽功能可能无法恢复。

• "胃管是像他这样的阿尔茨海默病患者不得不用的营养供给线"

到底要不要给终末期阿尔茨海默病的患者下鼻胃管 / 鼻空肠管，甚至做胃空肠造瘘，是很多家属甚至医生一直纠结的事情。事实上，通过管饲的肠内营养并不能完全避免误吸和吸入性肺炎的发生，因为唾液分泌本身就会造成呛咳、误吸。而长期肠外营养（包括外周静脉和深静脉输液）又可能会带来穿刺损伤、感染、腹泻、浮肿，甚至心衰等并发症。

那么，到底怎样做才好呢？

首先，对于有吞咽功能障碍的患者，良好的口腔卫生有助于降低吸入性肺炎的风险，因此，护理者要加强患者的口腔护理。

其次，其实所有的纠结都在于我们不能接受患者"饿着"，我们一定要想方设法给他 / 她营养。"饥饿"，是我们臆想给患者的感受，而非来自患者本身。因此，护理者不必觉得"让他 / 她吃东西是我的工作"，吃东西也不可能完全缓解所有的症状。要知道，终末期患者对食物丧失兴趣是正常的。

●"经常会去摸胃管，有一次已然拽出来了 20 厘米"

管饲会增加患者的不适感，导致谵妄、拔管。护理者需要注意鼻胃管的插入深度，做好标记。否则，脱出的胃管如果没有被及时发现反而增加了误吸的风险，从而导致吸入性肺炎。持续肠内营养时，患者的床头需抬高 15°～30°，这也是尽量减少误吸的重要细节(床头抬高的角度也不能太高, 否则可能会出压疮)。

●"早该做准备研究养老机构了"

进展期痴呆的患者，护理水平的高低直接关系到患者并发症出现的频繁程度。误吸、肺部感染、谵妄、尿潴留、营养不良、压疮这些老年综合征的预防和处理显然需要专业的有经验的护理人员进行，因此，推荐这部分老人入住专业的养老护理机构。目前，已有专门照护阿尔茨海默病患者的护理机构，北京协和医院老年科也在联合相关机构培训专业的照护人员。

我开始一家一家地看养老院。朋友们介绍了很多养老院给我。数日的观摩下来，我认识到，各种类型的养老院，在过去的十余年里，随着经济和生活水平的飞速发展和老龄化社会来临，如雨后春笋般陆续开业经营。有的紧贴社区，有的远在郊外。有大型、中型的养老综合体，自理老人和半自理、失能老人都可以入住，也有分类经营的接收不能自理老人为主的养老院。比如，有一家大型的养老院，为生活能够自理的老人建造的养老大楼，大气舒适，设施之完善，已经突破我的想象力之所极，我以为那就是像天堂般的老人欢乐园。

我更多的是寻找能安心托付老爸的地方，所以主要看接收不能自理老人的养老机构，是不是有足够的照护经验，是不是有足够的爱心和职业精神。我很惊喜的发现，我看的六七家养老院基本都具备这些条件，表现出了养老服务机构的专业能力。在医生、护士、护工团队合作的基础上，养老机构在竭尽所能地提供服务，很多失能老人可以在这里得到比在家里还专业的照顾。收费上看护理的级别有高中低档，老爸的情况，费用支出可以和在家里请24小时护工和做家务的阿姨差不多。我很快挑选出三个特点各不同的养老机构，带家人过来了解，最后我们经投票选定了一家养老院，就这样我们给老爸办理了入住。

就在办理入住的那一天，我恰好读到了一篇文章，"不仅仅是医者，社会的每一个人都要了解，如果一个人走到人生终点，除了有限的医疗外，什么是最重要的，有什么心愿，想说什么话，帮助他完成。"北京协和医院老年科宁晓红主任，过去四年一直在践行和推动缓和医疗的理念，由此获得南方人物周刊"2016中国魅力人物"殊荣。她期望医护都能具有缓和医疗的能力和意识，她表示，"缓和医疗不是姑息，不是放弃，反而是特别积极主动的，明明知道一个人生存期有限了，但还是会做一切可做的帮他度过这一段，竭尽全力让他更舒适一些。"做为一个生命有限的老人的家属，一个医学工作者，我学习着，领悟着。

时至今日，老爸已经在养老院住了一个半月，他的记忆能力和思维能力还在继续退化，我们去看望他，他会说"我（在这里）挺好的，挺舒服的。"但对我们，最亲的亲人也逐渐不能开口叫出名字。他更多地依赖照护他的人，能配合坐轮椅完成一些上肢的训练。我想起了两个月前，三姐利用春节假期回来照顾老爸。临走前告别，她问："老爸，你三闺女要走了，要回去上班了，你有什么跟我们说的？"老爸说："回去好好工作，好好上班，姊妹们要搞好团结。"现在做这样的交流难度很大了，但，我会继续尽最大努力。还有，养老院的医护团队也会竭尽全力，让老爸更舒适、更幸福地走过这一段，直至终点。

老爸于病发整两年后的 2018 年 11 月 20 日，在亲人的陪伴下在老年病房安详的离世，享年 91 周岁。

康琳副教授解析

• "缓和医疗不是姑息，不是放弃"

缓和医疗（palliative care）是老年医学中的一个重要的概念，提倡在疾病治疗的同时关注症状控制和生活质量，强调功能的改善。对预期寿命小于半年的患者，缓和医疗着重于患者的症状控制和对家属的抚慰，这一特殊阶段称为"hospice"，即"临终关怀"。其实缓和医疗绝不仅限于对终末期患者或癌症患者。老年患者的很多慢病都是无法治愈的，因此，我们应该把目标从对"疾病"的"治愈"转化为对"人"的管理。缓和医疗的理念其实可以渗透到医疗的各个专业和生、老、病、死的各个阶段。

• "最亲的亲人也逐渐不能开口叫名字"

面对亲人的逐渐离去是最难过的事情。这个阶段，照护者同样需要被照护，需要有一定的空间释放自己的情绪，让疲劳的身体得到短暂的休息。养老院、日间照料中心、上门服务组织都可以提供这样的"喘息服务"。家属可以尽量争取在患者最后清醒的阶段能够充分地去道爱、道安、道别，尽量不留遗憾地让患者

更舒适地走完这一段，直至终点。既然生如夏花般灿烂，我们为
何不让逝如秋叶般静美呢？

作者小档案

徐红梅，1996 年毕业于北京协和医学院八年制临床医学专业，获医学
博士学位。2002 年开始连续创业，现为多家生物医疗科技公司转化医学医
学顾问、股东，投资人。

康琳，2016 年获得北京协和医学院内科博士学位。现任北京协和医院
老年医学科副主任、北京协和医学院老年医学系副主任。主要从事衰弱、肌
少症、营养不良等老年综合征的综合评估和干预，多重用药调整，老年人的
健康管理、疾病筛查与预防以及老年人围术期管理。擅长老年共病，尤其是
老年心血管疾病的诊治。

高血压的高危因素都有哪些？

郭潇 🐝

高血压是目前患病率最高的慢性疾病，我们身边几乎每4个人中就有一位高血压患者。在日常工作中，经常会有年轻人问："父母都有高血压，我特别担心，我会不会也患高血压呢？"借着这个问题，我们来探讨一下高血压的危险因素有哪些，哪些人容易患高血压。

高血压的发病是多种危险因素共同作用的结果。流行病学数据发现，在人群中，随着危险因素的数目和严重程度增加，血压水平呈现升高的趋势，患高血压的可能性也会增大。引发高血压的危险因素主要包括年龄、遗传因素、环境因素和多种不良生活方式。

遗传因素

年龄因素就不多说了，来说说遗传因素，多项流行病学研究表明，大约30%的人血压升高是与遗传因素有关的。与遗传因素相关的高血压要分为两大类：

一大类是单基因遗传的高血压，是由于某些特定基因的罕见突变引起高血压发病，具有青少年或儿童期就发病、器官损害更严重等特点，但这类单基因遗传的高血压在全部高血压患者中比较罕见。

另一类和高血压有关的遗传因素，是基于基因多态性的遗传因素。基因多态性是指基因在一些非关键位置的不同，就好像每个人都是两个眼睛一张嘴巴，但每个人的长相都不完全一样。

基于基因多态性的遗传因素所导致的高血压，并不是遗传了某个基因突变而患高血压，而是一种患高血压的倾向性。父母一方或双方有高血压的个体中，高血压发病率大约是平均水平的 2 倍。

生活方式

年龄和遗传因素都是我们无法选择，也无法改变的。但还有一些高血压的危险因素，是我们可以去修正的，那就是不良的生活方式，与高血压相关的有以下几点：

●饮食

高钠、低钾膳食是我国民众最重要的高血压危险因素。临床研究的数据显示，每日摄入钠量增加 2.3 克（相当于 5.6 克食盐）收缩压 / 舒张压中位数平均升高 5 ~ 7 mmHg/2 ~ 4 mmHg。而中国居民的膳食调查发现，2012 年我国成人居民的平均盐摄入量是 10.5 克，超过 WHO 推荐的 5.6 克近 1 倍。

由于前面讲到的基因多态性的不同，高血压还可以分为盐敏感性和非盐敏感性。盐敏感性高血压就是说血压的高低对盐摄入量的多少非常敏感。而中国人的基因决定盐敏感性高血压所占大多数，这就意味着，高钠的饮食习惯在高血压的发生发展中有着重要的影响。

钾在膳食中的主要来源是新鲜的水果蔬菜。如果钾摄入量低，患高血压、中风及慢性肾病的可能性就会增加。除了钾摄入量，膳食中的钠－钾比值也会影响血压。摄入的钠－钾比值越高，就是说钠多钾少，血压升高的趋势越明显，并且预期因为心血管疾病导致的死亡率也会升高。

●体重

通常，我们用体质指数（BMI）来描述肥胖程度。

体质指数的计算是用体重（千克）除以身高（米）的平方。比如说，一位178厘米的男性，体重85千克，体质指数就是26.8。

按照中国超重与肥胖诊疗指南的定义，中国人的适宜BMI是18.5～23.9，BMI为24～27.9定义为超重，BMI在28以上就定义为肥胖。那么刚才我们举例的这位男士BMI是26.8，就是一位超重的男士。从人群的角度来说，随着BMI增加，超重者和肥胖者患高血压的可能性，分别是体重正常者的1.16～1.28倍。

肯定有人会说，虽然都是85千克，大腹便便的中年油腻男和六块腹肌的健身教练，那看起来肯定是不一样啊。的确是这样，BMI虽然可以衡量体重是否合适，但没办法区分是肌肉还是脂肪。而内脏型肥胖，或者叫腹型肥胖，也就是内脏周围大量囤积脂肪形成的肥胖，与高血压及代谢综合征的关系更为密切。所以在BMI的基础上，医生也会用腰围及腰臀比来衡量是否存在腹型肥胖。

• 饮酒

研究发现，如果男性每日饮酒超过乙醇量 40 克（相当于 53 度白酒 90 毫升），女性超过乙醇量 20 克，高血压的发病率是不饮酒者的 1.5 ~ 2 倍。随着饮酒量的增加，患高血压的可能性会更高。而限制饮酒量会使收缩压和舒张压都能够显著下降。

不能过量饮酒，那是不是真的"小酌怡情"呢？尤其是现在还有很多人笃信"喝红酒有利于心脏健康"的说法。曾经有研究认为，少量或适量饮酒可能有利于心血管健康，但既往关于饮酒的研究大多数是在持续饮酒者和戒酒者之间比较，而能够做到永久戒酒的人群，必定包括一些因为身体状况不佳而不得不戒酒的人群，与从不饮酒的健康人群有很大不同，因此，并不能充分证明少量饮酒对心血管健康有益。

最近几年，一项来自五大洲 12 个国家 11 万参与者参加的前瞻性队列研究（PURE 研究）证实，尽管少量饮酒可以使患心脏病的可能性轻度降低，但是会增加患某些癌症的风险。总体计算下来，即使是少量饮酒，不仅不会增加参与者的健康净获益，还会使酒精相关癌症的风险增加 51%。因此，并没有安全饮酒量的界限，饮酒与吸烟一样，都是不值得提倡的生活方式。

• 运动

多项研究证实，长期的有氧运动对控制血压有益，而有些研究认为阻抗训练，就是通常说的"举铁"等肌肉训练也能够降低血压。然而，一些个体在运动时血压会过度升高，则可能是发生高血压的先兆。

● 情绪

长期的焦虑、担忧、压力、紧张、愤怒、恐慌或者恐惧等情绪可激活交感神经而使血压升高。

而一些研究也认为，高血压在具有某些人格特质的人群中，比如，经常持敌对态度的人群，或者总是有很强的时间紧迫感、急躁易怒的人群中更常见。高血压在患抑郁症的人群中也更常见。

除了以上说的这些危险因素，糖尿病、血脂异常也可能与高血压的发病风险增加有关。近年来，大气污染的影响也备受关注。

总体说来，在引起高血压发病的众多危险因素中，有很多都能够通过日常生活方式的改变而避免。

坚持戒烟戒酒、饮食结构均衡、适当体育锻炼、控制体重、放松心情等健康生活方式，对于血压正常者，能够减少患高血压的可能性，对于高血压患者，有利于控制血压。

作者小档案

郭潇，2009 年毕业于北京协和医学院八年制临床医学专业。现就职于卓正医疗，担任成人内科主诊医生和心内科专科医生。擅长慢性咳嗽、鼻炎、消化不良等成人常见疾病；高血压、高脂血症、心脏病、糖尿病等心血管慢性疾病的规范管理。

解决甲状腺的"产能过剩"问题

李乃适

甲状腺功能亢进症，简称"甲亢"，是内分泌系统最常见的疾病之一，罹患者的身心健康和生活质量均大受影响，套用一句古话格式：天下苦于甲亢者众矣……

甲亢到底是怎么回事？

其实，简单说来，甲亢就是甲状腺生产了过多的甲状腺激素。而过多的甲状腺激素被分泌入血以后，就使甲状腺激素的生理功能得到不同程度的放大，产生一系列难以忍受的临床症状。概括地说，就是几乎一切生理反应都在加速，心跳在加快、呼吸在加快、胃肠运动在加快……虽然你躺着，但是你的身体就跟跑马拉松差不多。因此，甲亢不能不重视，一旦长时间贻误诊治，全身器官都会累得油尽灯枯……当然，首当其冲的是心脏，不堪重负之下，出现怠工（心房纤颤）以至罢工（心力衰竭）的情况屡见不鲜。

甲亢应该如何治疗？

首先，我们希望能迅速找出病因。甲亢最常见的原因是由促甲状腺素（TSH）受体抗体（TR-Ab）刺激甲状腺导致其过度工作而产生，我们又称之为格雷夫斯病。我们下面主要讲讲这类最常见甲亢的治疗方法：抗甲状腺药物治疗、手术治疗和同位素治疗。

● 抗甲状腺药物治疗

抗甲状腺药物治疗，就是指用甲巯咪唑或丙硫氧嘧啶口服治疗。这两种药物的治疗原理是抑制甲状腺激素的合成。试想一下，甲状腺其实就是一个生产甲状腺激素的大工厂，这两种药是能够让某个生产环节速度减慢的东西，比如让齿轮速度变慢了。一旦慢到了生产速度降至正常，产量刚好够用，则一切由过多甲状腺激素产生的症状就都消失了，患者的身体也就可以正常了。

但是，其实病因并未解决，TR-Ab 仍然在发号施令，因此从这个意义上来说，用抗甲状腺药物治疗是一种对症治疗，不适症状可以好转但不能解决根本问题，也就意味着这种方案不能根治格雷夫斯病。

那么，患者朋友们可能会问，为什么有人治好了呢？实际上往往和自发缓解有一定关系，尽管有部分研究认为抗甲状腺药物也对免疫系统发挥了少许调节作用。

因此，使用抗甲状腺药物可以缓解症状，但不能根治，那么停药后复发也就不奇怪了。如果反复复发，就意味着这种方案不能解决问题，应该考虑其它方案了。另外，如果不幸对这两种抗甲状腺药物有不良反应，如肝功能明显受损或白细胞明显下降，则可能就要立即停止治疗了。

●手术治疗

手术治疗甲亢，从原理来说非常简单粗暴，也就是说甲状腺作为一个生产甲状腺激素的工厂，产能过剩且不受控制，那么我们就干脆消灭掉 90% 的生产线，仅仅留一小部分，无论怎样加班加点工作最大产量也不会导致甲亢。但相应问题是到底切除多少才合适呢？切除多了要产能不足成为甲减，切少了产能过剩问题仍然存在。在这一点上，个体化差异是非常大的，各外科医生的观点和习惯也是"仁者见仁、智者见智"的。

另外，还需要注意一点，即手术治疗前需要先服用抗甲状腺药物将血清甲状腺激素水平控制到正常范围，然后用碘剂治疗后再手术。在抗甲状腺药物问世以前，手术切除甲状腺治疗甲亢的致死率可达 10%。由此可见，术前药物准备对于手术治疗甲亢是极为重要的。另外，因为术后甲状腺功能到底会恢复到何种程度是需要事实来验证的，所以术后还需要定期随访，复查甲状腺功能。

●同位素治疗

同位素治疗是对付甲亢的另一利器。如果说手术治疗是摧毁甲状腺这个工厂的大部分产能，那么，同位素治疗也能够达到类似效果。甲状腺的一项重要功能是高效摄取血液中的碘，运送入甲状腺细胞作为合成甲状腺激素的原料，而甲亢使这一过程大大加速，摄碘能力也大幅提高。自带破坏属性的碘-131，作为放射性同位素，对于甲状腺细胞来说和普通的碘元素是不可区分的，因此经胃肠道吸收后，在流经甲状腺时会迅速由血液循环进入甲状腺细胞中安家落户。碘–131 产生的贝塔射线发挥射程短而作用强的特点，使甲状腺这一工厂从内部损毁，从而轻松达到与手术治疗相似的效果。当然，同位素治疗的一大问题也与手术相似，即剂量的掌握因人而异，治疗后有部分患者将出现甲状腺功能减退或甲亢未能完全缓解的情况。合并甲亢眼病的患者，尤其是 TR–Ab 水平较高的患者，在选择此方案时需谨慎。同位素治疗时，有可能造成突眼的加重，万一眼病加重，应到眼科及时评估处理。

国外部分学者更倾向于直接用大剂量碘–131 将甲状腺基本摧毁造成甲减，也就是把甲状腺的产能破坏殆尽，然后治疗就是直接补充甲状腺激素，也就是人体不再生产甲状腺激素，干脆按需"进口"来满足日常需求。因此出现甲减无需恐慌，只是把甲状腺激素由"自产自销"转变为"进口"而已。同位素治疗前一般不宜用抗甲状腺药物治疗，因为甲状腺的摄碘功能会受到影响；也不宜服用富含碘的食物或药物，因其会和放射性碘发生竞争，使碘–131 摄入量下降而影响疗效。

说到这里，大家会发现一件非常奇怪的事情，就是我们的三种治疗方案都不是主要针对罪魁祸首 TR–Ab 的，为什么呢？其实，对付这样一种自身抗体，并非没有方法；例如用糖皮质激素和其它免疫抑制剂。但是，这类方案都有杀敌一千自损八百的问题，相比于上述三种成熟方案来说并无优势，因此仅在部分特殊情况下使用。

甲亢患者朋友们，甲亢的危害是不能忽视的，三种成熟的治疗方案尽管各自有各自的缺陷，但根据具体情况在医生建议下择其一种选用，将是明智之举。

作者小档案

李乃适，2000 年毕业于北京协和医学院八年制临床医学专业，获医学博士学位。2013 年毕业于荷兰格罗宁根大学医学中心分子遗传学系，获理学博士学位。现任北京协和医院内分泌科副主任医师。擅长甲状腺疾病、血脂异常、糖尿病的诊治，近年来致力于肿瘤免疫治疗相关内分泌系统不良反应的诊治，对胰岛素过敏和血脂异常有较为深入的研究。

不吃糖，怎么会得糖尿病？

张美娟 🐾

医生："您得糖尿病了。"

患者："不可能，我从来不吃糖！"

医生："您看，您的空腹血糖两次高于 7 mmol/L（126 mg/dL）了，就可以确诊糖尿病了。"

患者："我好好的，一点感觉都没有，怎么会有病！"

糖尿病的由来

糖尿病，其实应该叫糖血病，血液里糖浓度高就可以诊断了。不过最开始还没有发明抽血检查的时候，有医生观察到这些患者多饮多尿，排出的尿特别招蚂蚁和苍蝇。蚂蚁和苍蝇最爱啥？糖呗！就有大胆的医生（据载是唐代名医王焘）亲自去尝一尝，果然如此，尿是甜的。等以后有条件测量血里的糖了，确认血糖是高的。

大部分糖尿病是 2 型糖尿病，跟 1 型糖尿病有很大的不同。这篇文章里的糖尿病我们就专指 2 型糖尿病。

先有高尿糖还是先有高血糖？

答案是血糖先高的。

正常血糖范围: 空腹: 70 ~ 100 mg/dL（3.9 ~ 5.5 mmol/L）; 餐后两小时: ≤ 140 mg/dL（7.8 mmol/L）。

正常情况下尿里是不含糖的。但是当血糖 ≥ 180 mg/dL（10 mmol/L）时，它就超过了肾脏过滤回收糖分的极限，糖就出现在尿里了。血糖越高，从尿里漏出去的糖就越多。越多的糖被滤出，它就带走越多的水，所以尿量增加。尿多了，人失水，会口渴，多饮水。如果高血糖没有得到控制，多喝水也不能跟上多尿，人还是会脱水。多尿还会带走电解质，造成低钾、低镁，引起脚抽筋。严重脱水可影响肾功能。所以多饮、多尿，说明血糖已经很高了。此时一定要补液，控制血糖。血糖过高，会抑制免疫系统，增加感染概率，而且延缓伤口愈合。

身体感觉不到异常，就没事了吗？

如果血糖已经高于正常，但还是多数情况下低于 180 mg/dL（10 mmol/L），那这个人就不见得会觉得异常。所以很多糖尿病是在常规体检时发现的，但是很多人觉得身体一切正常，不相信自己有病。那感觉没异常就没事了吗？不是的。虽然血糖没有高到引起多饮、多尿等症状，但长期高血糖会造成循环系统病变，尤其是末端小血管变化，从而引起糖尿病并发症，包括视网膜病、肾病、外周神经病、糖尿病病足，以及心血管疾病等。血糖越高，持续时间越长，得并发症概率越高。一旦并发症发生了，很多是不可逆的。糖尿病能造成这么多器官病变，所以它被称为"隐形杀手"是有道理的。控制血糖非常重要，血糖控制好了，可以避免或延缓糖尿病并发症的发生和恶化。

糖尿病的诊断标准

1. 空腹血糖 ≥ 126 mg/dL（7.0 mmol/L）两次以上。
2. 随即血糖 ≥ 200 mg/dL（11.1 mmol/L）。
3. 75 克糖耐量试验: 2 小时血糖 ≥ 200 mg/dL（11.1 mmol/L）。
4. 糖化血红蛋白 ≥ 6.6%。

只要符合上述任意一条，糖尿病就可确诊。

如果血糖稍微高于正常，但还没有达到上述标准，就是糖尿病前期。

血糖为什么会高呢?

这就得从胰岛素说起。在胃的后面贴近后背的地方有个器官，叫胰腺。它的主要功能是分泌消化酶，助消化。另外，胰腺里散落着小岛一样的细胞群，叫胰岛，这里的细胞分泌激素调节血糖代谢，其中最重要的就是胰岛素。一般我们所说的糖的甜味就是单糖或蔗糖，但是碳水化合物（又称淀粉类食物）被吸收分解后，在体内也会变成糖。

胰岛素是糖代谢的总指挥。比如说，一个人一顿吃了一大碗米饭，米饭在胃肠道分解，吸收到血里就变成糖了。胰岛素指挥人体代谢糖来提供能量，如果糖有多余，胰岛素帮助它转化成糖原或脂肪储存起来。当这人以后饿肚子的时候，胰岛素和其他激素一起，再把储存的能量变成糖，给身体供能。

从人类历史上来看，几千年来人类过的都是饱一顿饿一顿的日子，有胰岛素帮助身体在丰收时储备余粮，在灾荒时利用起来，就能抗饥荒。如果没有胰岛素，人体又浪费又不能储存能量，饥荒到来就会容易饿死。但是现在食物充足，每日三餐吃得饱饱的，而且人不用出门打猎，坐沙发上刷手机就能购买很多东西，人体需要的能量少多了，多余的能量不利用，都转化成脂肪了。身上，尤其是内脏周围的脂肪增多，会让胰岛素的功能降低，这就称之为胰岛素抵抗。

为保持正常血糖，胰腺最开始的反应是提高胰岛素的产量。但是胰腺或随年龄退化，或由于其他原因受损，到一定时候就实在无能为力分泌足量胰岛素了，血糖就开始升高，糖尿病慢慢就来了。可见，糖尿病的产生说到底是胰岛素不够用，是胰岛细胞不够强健了。

糖尿病攻略

有人说："我不胖，怎么会得糖尿病？"

这还要从胰岛素的供需平衡来看，可能你的胰腺分泌胰岛素的能力先天就比较弱，比如，早产儿成年后患糖尿病的概率就高，这可能跟他们的胰腺没发育好有关。家族遗传因素也很重要，有的家族胰腺功能特别好，吃成个 300 斤的胖子血糖照样正常；有的家族胰腺功能先天不足或后天损耗太快，即使是瘦子也会得糖尿病；有的家族即使人不胖，但是有胰岛素抵抗，也容易得糖尿病。所以如果父母双方都得糖尿病，尤其是年龄较早得的，那孩子以后得糖尿病的概率会大大增加。不过不要泄气！遗传只是一部分，不是全部，另外一大部分是你的生活习惯，这部分是可以控制的。

糖尿病怎样预防？

我们很难改变自己胰岛细胞的强弱，也不能改变胰岛细胞随着年龄变弱的事实，但我们可以想办法降低对胰岛素的需求量。比如说，降低食物里的糖和碳水化合物；多运动，让肌肉更好地利用糖；保持体重；睡好觉；减少压力等。

睡觉和压力跟血糖有关吗？

有的。睡不好觉或压力过大，人体应激激素（皮质醇）增加，会抵抗胰岛素的作用。轻度糖尿病在早期可以通过改变饮食和增加运动来控制血糖。不吃药能控制多久？这因人而异。有的人可以用饮食控制糖尿病达十年之久，有的人可能几个月都不到。

糖尿病自检攻略

因为糖尿病可以是完全无症状的，发现有糖尿病时你可能不知道到底得这病多久了。所以糖尿病的筛查很重要。

美国糖尿病协会 2018 年的指南中，推荐无症状人群进行糖尿病筛查：

1. 高体重者（亚洲人 BMI 指数 ≥ 23）合并一个危险因子：①直系亲属有糖尿病；②有心脏病；③有高血压（血压高于或等于 140/90 mmHg 或在吃降压药）；④高胆固醇：高密度脂蛋白（HDL）< 35 mg/dL（0.90 mmol/L）和/或甘油三酯 > 250 mg/dL（2.82 mmol/L）；⑤患多囊卵巢综合征的妇女；⑥长期不活动的人；⑦其他：如重度肥胖。

2. 糖尿病前期的人，每年都要检查。

3. 有妊娠期糖尿病历史的妇女，每三年检查一次。

4. 普通人群，45 岁开始检查。

5. 如果检查结果正常，那么至少每三年再查一次。如果有多个糖尿病危险因子，检查就要酌情更频繁。

请对照一下以上人群，如果满足其中任何一项，就该去看医生筛查糖尿病了。早发现，早控制，才能有效预防糖尿病并发症。

回到文章开头，患者感觉一切正常，但还是可能得糖尿病的。接下来需要评估病情的严重程度和他的生活习惯，以决定要不要开始用药治疗，而且长期随访是必须的。

患者："所以吃糖能吃出糖尿病吗？"

医生："不一定，看您的胰岛细胞有多强了。"

患者："如果我已经有糖尿病了，可以吃糖吗？"

医生："可以，偶尔吃一点不要紧的。"

患者："那我中秋节可以吃月饼吗？"

医生："您想吃也是可以的，一年就一次中秋节。最好一次吃小半个，而且吃鲜肉月饼比吃豆沙莲蓉月饼对血糖影响小些。"

作者小档案

张美娟，1999 年毕业于北京协和医学院。现任美国宾州大学兰卡斯特总医院内分泌科医生。擅长糖尿病、甲状腺疾病和其他腺体疾病的诊治。

低血糖和糖尿病有关系吗？

张美娟 🐝

糖是人体的能量，就跟汽油是汽车的能量一样。血糖过高，就可能是糖尿病；血糖低了，人全身会没劲。

一般来说，血糖低于 70 mg/dL （3.9 mmol/L），就会引起不舒服了：发抖、出汗、心慌、焦虑、脸色苍白、感觉很饿、疲惫、头痛或者头晕。如果血糖继续低下去，人可能会像喝醉酒一样，眼神散乱无神，前言不搭后语，视力下降，甚至发生抽风或昏迷。所以长时间严重低血糖是会出人命的！

我一天不吃饭，会不会有低血糖？

正常情况下，饿一天会饥肠辘辘，但不见得会出现低血糖，因为人体有糖原和脂肪能量储备，挨饿时它们就会被转化成糖分送到血液里。如果长期挨饿，血糖会降低，但不会进展到严重低血糖让人昏迷的地步。

什么情况下会出现低血糖？

• 低血糖与糖尿病有关的两种情况

一种是已知糖尿病患者，在吃药或打胰岛素过程中，出现低血糖。可能本来血糖经药物控制得挺好的，患者突然开始锻炼，或突然一顿吃得很少，或药物过量，血糖会降得过低。这种情况就要找医生进行药物调整，同时自己在吃饭、活动上尽量要有规律，不要大起大落。

另一种跟糖尿病相关的是早期糖代谢的异常，此时还不能诊断为糖尿病，甚至还不是糖尿病前期。最早的变化是胰岛细胞在一顿饭后不能马上分泌胰岛素，有那么几十分钟的延迟，造成胰岛素作用迟后。饭后胰岛素上升的高峰跟血糖上升的高峰就错开了，正常应该是吻合的。

正常情况下一天中人体血糖和胰岛素变化：每次吃完饭，食物消化吸收以后，血糖就升高，胰岛素也赶紧跟着升高，开始工作，把血糖降下来。

如果糖代谢出现异常，餐后血糖的波动就会增大：餐后 1 ~ 2 小时会高，餐后 3 ~ 4 小时血糖持续下降，会降到引起症状的程度。这种低血糖通常见于吃了一顿高糖、高淀粉类（蛋糕、面条、土豆等）饮食后，在下一餐之前发生。如果这餐少淀粉、多蛋白，食物的吸收变慢，跟胰岛素分泌变慢的速度匹配了，低血糖就不会发生了。

所以治疗这种低血糖就是高蛋白、少淀粉饮食，再加三餐定时。需要注意的是，这种情况预示得糖尿病的风险增加。

● 低血糖与糖尿病也不一定会有关系

低血糖还会发生在与糖尿病无关的疾病状态，比如，肝肾功能不全、心衰、甲状腺功能减退、肾上腺功能不足、胰岛素瘤、肠道疾病、某些肠道手术后、药物反应等。这就要看具体情况，针对病因治疗。

还有一种是生理性低血糖，指血糖降低属于正常身体反应，不是由疾病引起的。一般来说有下列情况：

1. 大量饮酒又不吃东西，肝脏忙于分解酒精，就没有能力分解储备的糖原产糖，血糖会低。所以，如果你要是打算借酒浇愁，建议先在胃里垫点东西再开始。

2. 怀孕妇女，因为胎盘向胎儿大量输送养料，饭前也容易低血糖。所以孕妇容易饿，要加餐。

血糖低时发抖，应该怎么办？

经常有患者会问："血糖低，人会发抖，应该怎么办？是赶快吃个包子，还是来碗面条？"

吃包子或面条确实是给身体供能，但是要等它们消化分解吸收，这个升糖过程太慢了。

低血糖的时候，先选择能让血糖上升最快的单糖，比如，果汁、雪碧、白糖水、能很快嚼碎的糖等，这些东西能很快升血糖。在症状缓解后，再吃面包或包子，保证血糖水平稳定。

如果有血糖仪，在感觉不适的时候就要测血糖，验证是否是低血糖，治疗后再测一次，确定血糖上来了。

一次低血糖发作，可能会让你几小时都疲乏无力；反复长期低血糖，会影响一个人的记忆力。

低血糖是很严重的事。它可能与糖尿病相关，也可能无关。如果怀疑自己有低血糖，要去看医生哟！

作者小档案

张美娟，1999 年毕业于北京协和医学院。现任美国宾州大学兰卡斯特总医院内分泌科医生。擅长糖尿病、甲状腺疾病和其他腺体疾病的诊治。

治疗糖尿病的二甲双胍是良药吗？

张美娟 😈

医生："老唐，你的糖尿病光靠饮食控制不好，该吃药了。我给你开二甲双胍降血糖。"

老唐："这二甲双胍是好药吗？能长期吃吗？"

大部分糖友，都听过二甲双胍这药名。这个看起来平淡无奇的药片，却是治疗2型糖尿病的首选药物。为什么是首选呢？第一，它有效。足量药物可以降低糖化血红蛋白1%～2%。第二，它不引起低血糖。二甲双胍降血糖是通过提高人体自身对胰岛素的敏感度实现的，并不干涉胰岛细胞分泌胰岛素的正常调控。第三，它历史悠久，价格便宜。二甲双胍早在1957年就在欧洲出售了。它沉寂了很长时间，在90年代兴起，现在它是全世界用得最广的降糖药。

老唐："二甲双胍只是对2型糖尿病有效吗？"

医生："是的，二甲双胍是让你自身分泌的胰岛素作用更强，所以还得依赖你自身有一定的胰岛素分泌才能工作。1型糖尿病，或是胰腺疾病引起的糖尿病，主要是胰岛素分泌量减少了，不是人体对胰岛素作用不敏感，所以二甲双胍就没有效果。

老唐："二甲双胍有什么不良反应吗？"

医生："最常见的不良反应是胃肠道不适，包括恶心、胀气、腹泻等。大概有 30% 的人的胃肠道不能接受它，所以这个不良反应还是蛮常见的。如果用二甲双胍缓释剂，药片等到了肠道再被溶解和吸收，那么胃肠道对它的容忍度就好多了，当然缓释剂的价格要稍微贵一点。另外，二甲双胍可能会引起维生素 B_{12} 缺乏，尤其是素食者（肉类富含维生素 B_{12}）或本身已有胃肠疾病者。维生素 B_{12} 缺乏可以引起手脚麻木、贫血、脱发等。所以长期服用二甲双胍而且出现这些症状的时候，要抽血查维生素 B_{12} 的值。低的话要补充维生素 B_{12}，但是没有必要停用二甲双胍。二甲双胍还可能在人体病得严重，例如，患有急性心衰或严重肾病等疾病的时候，会引起酸中毒，所以在住院的急重患者是忌用的。如果心衰稳定，肾功能缺乏是轻度的，那还是可以吃二甲双胍的。其他的不良反应就没有特异性了。"

老唐："长期吃二甲双胍会造成肾脏损坏吗？"

医生："不会。二甲双胍不造成肾脏损坏。相反，如果一个人肾功能已经降低到一定程度，就不能吃二甲双胍了，因为考虑酸中毒的概率会增加。所以要遵医嘱吃药。"

老唐："这药是每天都得吃吗？"

医生："是的，每天饭后吃，这样对胃肠的刺激小一点。可以一天一次，两次，甚至三次，遵医嘱。一般来说，这个药不能一下就吃足量，要从一片药开始，如果胃肠道适应的没问题，再按需要慢慢加量。"

老唐："二甲双胍药片太大了，我喉咙小，吞不下去，咋办？"

医生："如果不是缓释剂，药片碾碎了放酸奶里吃下也可以。如果是缓释剂，就不能碾碎。有液体二甲双胍，就是价格贵点。"

老唐："如果我吃了二甲双胍，血糖还是不好，怎么办？"

医生："如果你注意饮食、运动，控制体重，再加上每天吃二甲双胍，血糖还是没有达标，我们一般会加第二种降糖药。注意了，是往上加，不是去替换二甲双胍。"

老唐："我哥哥的血糖稍高，还不到糖尿病的值，是糖尿病前期，需要吃二甲双胍吗？"

医生："这要具体情况具体分析。一般不用吃药，但是也可以开始吃它预防糖尿病。"

老唐："二甲双胍除了治糖尿病，还可以治其他病吗？"

医生："是的。二甲双胍还可以治疗女性的多囊卵巢综合征，让月经更规则，促进排卵，增加受孕机会。二甲双胍会轻度抑制食欲，可能会帮助减肥，不过减肥效果是轻度的。"

老唐："听说二甲双胍还能抗癌，是真的吗？"

医生："这个问题比较复杂。我们知道，糖尿病患者得癌症的概率是比非糖尿病患者高的。研究确实发现：吃二甲双胍的糖尿病患者比不吃这药的糖尿病患者得癌症的概率降低了，包括胰腺癌、肝癌等。但是这些都是观察性研究，还没有双盲实验、干预性试验去证明它的抗癌作用。所以我建议现在还是不要押宝在二甲双胍的抗癌作用上，还是戒烟要紧呢。"

老唐："谢谢医生。这样我心里有底了，这就去拿药。"

医生："好的，不要忘了3个月后查血随诊。"

作者小档案

张美娟，1999年毕业于北京协和医学院。现任美国宾州大学兰卡斯特总医院内分泌科医生。擅长糖尿病、甲状腺疾病和其他腺体疾病的诊治。

你知道吗？

经常熬夜，人会变傻和变老

吃了头孢，前后 7 天不能饮酒

每天摄入至少 800 毫克的钙，有利于心血管健康

眼睛干涩，做雾化或滴人工泪液有帮助

注意！嗓子疼也许是甲状腺功能低下的初始症状

过辣饮食不仅伤肠胃，还妨碍心脑血管疾病的康复

阿司匹林建议饭前 30 分钟或餐后 3 小时以后服用

第六章

小事不小，求医也要靠己

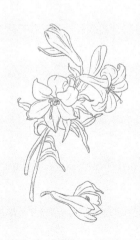

焦虑时代，如何睡一个好觉？

王颖轶 🐾

人这一生中，有 1/3 的时间是在睡眠中度过的，而一项研究指出，睡眠不足或睡眠障碍，每年可导致全球直接损失 51 亿美元，间接损失 314 亿美元。面对这个数字和你一生中 1/3 的时光，你是否也曾被睡眠所困扰呢？

什么叫睡眠障碍？

睡眠障碍可以理解为我们在睡眠中所出现的所有异常行为及睡眠量的不正常。它可不单单只有失眠症这一种，像早醒、嗜睡、梦游、易惊醒等，我们都统称为睡眠障碍。

睡眠障碍有哪些危害？

黑眼圈、精神不振、气色不佳，这些都是小事情。

睡眠障碍还有可能导致意外事故、控制不住的愤怒、记忆力衰退等，更可怕的是睡眠障碍还可能导致高血压、糖尿病、冠心病等代谢综合征和心血管并发症。

其实睡眠障碍在癌症患者中也很常见，但目前在癌症的诊疗实践中很少发现或处理睡眠问题。

研究发现，与 7 ~ 7.5 小时睡眠者相比，睡眠时间小于 5 小时的女性结直肠癌的风险增加 36%。小于 6.5 小时的男性肺癌风险增加 112%。值得注意的是，过长的睡眠同样会增加致癌风险。女性大于 9 小时，风险增加 47%。男性大于 8 小时，风险增加 88%，若吸烟，这一风险还会额外增加。

由此可见，睡眠时间不足或过长均容易导致癌症的发生，那么睡眠是通过什么途径导致癌症的呢？

睡眠致癌的原因

我们先来了解一下人体的三道免疫防线吧。

皮肤和黏膜及其分泌物构成第一道防线。血液、唾液等体液中的杀菌物质和吞噬细胞构成第二道防线。这两道防线是人生来就有的，不针对某一种特定的病原体，具有广泛的防御作用，因此，我们叫它非特异性免疫。第三道防线主要是由免疫器官（扁桃体、淋巴结等）和免疫细胞（淋巴细胞、巨噬细胞等）借助循环系统组成的，是在出生以后逐渐建立起来的后天防疫功能，他只针对某一特定的病原体或异物起作用，因而叫做特异性免疫。就像民间俗语所说：孩子得一次病就"聪明"一次。其实原因就是病原体入侵了以后，刺激了人体的第三道免疫防线，使淋巴细胞产生了一种专门用来抵御该病原体的抗体。

这三道防线共同构成了我们的免疫系统，而当我们失眠时，我们的各种免疫器官，尤其是我们的胸腺，得不到正常的休息与恢复，久而久之，我们的免疫力越来越差。所谓此消彼长，癌细胞就这样逃过了免疫系统的封杀，盘踞一地，日益壮大。

　　我们知道了睡眠危害的成因，那么怎么才能改善我们的睡眠呢？下面就先说一说睡眠的整个过程是怎样的。

非快动眼与快动眼睡眠

　　"明月别枝惊鹊，清风半夜鸣蝉。" 当你盖上被子，闭上眼睛准备睡觉时，我们就可以称睡眠启动开始了，这一过程一般会持续半小时左右。

　　睡眠启动完成后就会进入下一个阶段，这一阶段的大脑很不活跃，眼球也不怎么动，因此，我们称这一阶段为非快动眼睡眠，一般持续一个多小时。在这个阶段，我们的内脏功能和躯体功能会得到修复。

　　非快动眼睡眠之后，我们就要进入更深层次的睡眠了，可千万不要以为更深层次的睡眠大脑就会更安静，恰恰相反，在这个阶段我们的大脑会异常活跃，眼球也会快速的运动，因此，我们称这一阶段为快动眼睡眠，一般持续数十分种，是我们脑力恢复的阶段。我们做梦，就是发生在这个时期。

　　记得当时上课的时候学到这段，实在是好奇，晚上忍不住偷偷的扒开了睡梦中的表弟，还真的看到了眼球在骨碌碌地转动。

　　看到这你可能会问了，这非快动眼和快动眼加起来才不过 2 小时，我一晚上要睡 8 小时，那么其他的时间在干嘛呢？

　　就再重复几轮喽。我们每晚这样的过程要重复 5 轮左右，每轮大约 90 分钟，快动眼睡眠的时间会在后几轮更长一些。

　　既然了解了我们的睡眠，那么要怎么改善呢？

改善睡眠的方法

安眠药什么的药物治疗咱就不聊啦，我们重点说一说不吃药，有什么好的方法能改善睡眠。

●养成规律的作息习惯

有失眠症的人肯定听说过"褪黑素"这个词，即使没失眠症的，"生物钟"总听说过吧。

我们所熟知的生物钟就是通过褪黑素来操控我们的睡眠节律的，它是由大脑中一个叫做"松果体"的组织分泌而来的。天黑该睡觉了，大脑就通知松果体分泌褪黑素，随着褪黑素越积越多，你就开始犯困了。天亮快起床时，大脑就通知松果体停止分泌褪黑素，你自然而然的也就醒了。

然而，该睡觉时，你却在聊天、追剧、打游戏，就是不肯睡。久而久之，大脑就不知道该什么时候分泌褪黑素了。突然今天你想早睡了，大脑说："抱歉，还没通知松果体呢。想睡着？门都没有！"

因此，改善睡眠第一步，就是严禁熬夜赖床，要养成规律的作息习惯，学会操纵自己的褪黑素！

●发挥腺苷的助眠作用

腺苷是人体自我生产的最强效的助眠因子。那么腺苷是从何而来的呢？我们都知道，人体无时无刻不在消耗着能量，而供能物质就叫作 ATP，也就是腺苷的"原料"，消耗的 ATP 越多，产生的腺苷也就越多。你肯定发现过，如果我们白天进行了大量的体力活动，那么晚上一定睡得很香，这就是因为腺苷的大量存在给大脑传输了困倦的信号，大脑启动了一系列的促眠机理，所以你自然就睡得香了。但是，如果我们摄入了咖啡或者茶等有提神作用的饮料，腺苷的作用则会受阻，使助眠效果变差。

因此，白天适当的健健身，做一些运动是有助于睡眠的，但要注意避免在睡前运动，因为运动会使大脑兴奋，兴奋的大脑需要先平静下来才能顺利地通过"睡眠启动"进入睡眠。

● 合理的睡眠时长

由于个体差异十分巨大，几乎没有科学证据可以推荐一个适用于所有人的固定睡眠小时数，非要给一个参照的话，美国睡眠医学会和睡眠研究协会推荐，成人每晚要睡眠 7 小时或以上。但鉴于文章前面提到的过长睡眠会致癌，我们也建议不要睡得过长，只要每天醒来感觉精神头不错，并且白天的工作不受影响就足够了。

除此之外，还有像食疗、听音乐等不错的方法，都能提高我们的睡眠质量，在这里就不再一一赘述。

古人说的好，"日出而作，日落而息""早睡早起，方能养生"。最后，祝大家睡眠好好，每天睡到自然醒!

作者小档案

王颖轶，2003 年毕业于北京协和医学院，获医学博士学位。现任北京协和医院肿瘤内科副主任医师。擅长肺癌靶向及免疫为主的精准医疗。

"正念"减压法，给女性的礼物

史丽丽

从现在到 21 世纪中叶，没有任何一种灾难能像心理危机那样带给人们持续而深刻的痛苦。

——世界卫生组织

没有心理健康就没有健康。心理健康不仅是没有心理疾病，它是高效而满意的持续的心理状态。具体而言，心理健康有 10 个方面，一起来逐条看看自己是否满足吧。

1. 充分的安全感。

2. 充分了解自己。

3. 生活目标切合实际。

4. 与外界环境保持接触。

5. 保持个性的完整和谐。

6. 具有一定的学习能力。

7. 保持良好的人际关系。

8. 能适度地表达和控制自己的情绪。

9. 有限度地发挥自己的才能与兴趣爱好。

10. 合理合法地满足自我需求。

相比于男性，女性的形象思维较强；阅读领会得较快；记忆力胜过男性；耐性和直觉良好；对他人感兴趣；乐于分享内心体验。女性心理健康的影响因素也与男性有所不同。例如，女性常见的焦虑包括：

1. 职业焦虑

①技术及人际竞争。

②提升和突破。

2. 家庭焦虑

①经济状况：收入、财产、住房……

②配偶：期望、情感……

③子女：健康、读书、婚恋、第三代……

3. 健康焦虑

身体、年龄、相貌……

对于这些焦虑，古罗马著名的帝王哲学家马可·奥勒留有一句名言："请赐予我平静的心灵来接受我所无法改变的；请赐予我勇气来改变我所能改变的；请赐予我智慧来知晓这两者的区别。"简而言之，就是尽量去认识自我，接纳自我和改变自我。

接下来给大家介绍一种减轻心理压力、缓解焦虑情绪的方法，叫做"正念"（Mindfulness）。

"正念"是全身心地投入此时此地的感受和不带评价的体会。

研究表明，基于正念的干预可以有效地减轻慢性疼痛、反复的抑郁症、焦虑症等许多健康问题的症状。正念可以改变大脑对情绪刺激的反应，促进对情绪更有意识的控制。

"正念"源于宗教的禅修，但是并不需要置身于宗教场所，远离物质世界去进行这项活动。无论何时，无论何地，有意识地关注自身的感受。当你的想法沉迷在思考过去或担心未来时，把它们拉回到你当下的经历中，去全然意识到你当下经历的事情。

不要因为觉得自己不能很好地应对情绪或感受，就害怕或拒绝它们。你应该以好奇心欢迎自然出现的想法和感受，明白它们只是在当下瞬间的感觉，下一刻就会不一样。

不去评判自己的想法和情绪，不要认为它们是好的还是坏的。所有的情绪都有意义，它们或是为了让你感受到爱，或是保护你免受危险。把这种不评判的态度逐渐延伸到其他人和事物上。

感受自己与所有生物和大自然的连接，自己是一个更大整体的一部分，感受吸气和呼气时气流自然地进入和离开身体的长度、质量和感觉，但是不要刻意改变呼吸。你可能开始意识到，自己在一天中有多长时间，自己的头脑在忙于计划和担忧，甚至没有注意到你的内心或周遭发生了什么。

在这里，给大家举一位阿姨的例子。这位阿姨因为害怕得心脏病，心跳快时就有焦虑情绪，越想心率越快。经过正念练习，不去评价和联想，只是感受心跳，并跟随心率数数，不试图改变什么。结果是数着数着自己的脉搏，慢慢心率就降下来了，也不感觉心慌和紧张了。

适当时机运用正念练习减轻心理压力，缓解焦虑情绪，迎接健康生活。

作者小档案

史丽丽，2000 年毕业于北京协和医学院，获医学博士学位。现任北京协和医院心理医学科副主任医师、科室主任助理。擅长综合医院常见精神心理障碍及问题，如抑郁、焦虑、功能性症状及心理生理问题的临床诊治。

鼻眼过敏早知道

惠轶群 🦋

鼻过敏（鼻炎）

● 症状

鼻炎是鼻黏膜受刺激或有炎症造成的。主要症状包括：流鼻涕、鼻痒、打喷嚏、鼻塞。分泌物多时可以流向喉咙，感觉卡痰，需要清喉。

● 病因

鼻炎大致分为两种类型：过敏性和非过敏性。

1. 过敏性鼻炎

季节性过敏性鼻炎（花粉症）最常见。不同季节有不同的花粉引发过敏，如春天多树木花粉，夏季主要是草类花粉，秋季则豚草和各种杂草花粉盛行。引起过敏的花粉细小，多以风为媒介在空气中传播。

过敏性鼻炎也可以由室内过敏原诱发，如尘螨、宠物的皮屑、尿液和唾液、蟑螂排泄物、霉菌等。通常引起常年性过敏性鼻炎。

很多有过敏性鼻炎的人很容易得过敏性结膜炎（眼睛过敏），表现为瘙痒、流泪。此外，过敏性鼻炎可以使过敏性哮喘患者的症状加重。

2. 非过敏性鼻炎

至少有三分之一有鼻炎症状的人没有过敏。非过敏性鼻炎多见于成人，症状全年都有，主要表现为流鼻涕和鼻塞。跟过敏性鼻炎不同的是，非过敏性鼻炎不是免疫反应。

● 治疗

医生一般会进行过敏测试，以确定患者是什么类型的鼻炎。过敏性鼻炎的治疗，包括避免过敏原、药物治疗和免疫治疗（脱敏针注射脱敏）。

对于非过敏性鼻炎，一般选择鼻腔喷雾剂。

眼过敏（过敏性结膜炎）

眼睛过敏也称为过敏性结膜炎。常见的症状包括：

☆眼睛发痒。

☆结膜发红。

☆流泪。

☆觉后少量眼分泌物。

☆干燥砂砾感。

☆眼睑肿胀。

这些症状往往伴有鼻部症状。治疗类似于过敏性鼻炎。如果感到眼睛疼痛，视力受损，强烈畏光，应该立即看眼科医生。

作者小档案

惠轶群，1999 年毕业于协和医科大学，获医学博士学位。2004 年毕业于宾西法尼亚大学，获药理学博士学位。过敏哮喘免疫专科医生。现在纽约执业，并在西奈山医院从事教学。擅长类过敏性疾病、哮喘、免疫缺陷的诊治。

补钙还是补维生素 D？

（Ｙ）肖丹华

老妈的朋友陈阿姨有骨质疏松，长年骨痛，虽然一直在补钙，也经常看一些电视养生类节目，各种食补、钙片补，但是收效甚微。最近她来看老妈，老妈于是分了些我带回去的维生素 D 给陈阿姨，她吃了不到一个月，症状明显好转，腿也不抽筋了，托老妈捎话来，让我也带一些维生素 D 给她。

然而，一些互联网上的关于维生素 D 无用的言论又让她备感疑惑。维生素 D 到底有没有用？要补吗？我们应该补钙、还是补维生素 D？

让我们从头说起。

钙和维生素 D，骨骼健康好搭档

钙和维生素 D 对维持骨骼健康的重要性早已人所皆知，勿容置疑，详情见图 4。

来自皮肤和饮食中的维生素 D，经肝脏和肾脏的作用转化为活性 D 后，促进肠道对钙的吸收和肾脏对钙的重吸收，然后和钙一起，作用于骨骼，贯穿在我们一生骨骼的生长和健康中。

儿童如果缺乏维生素 D 和钙，会造成骨骼生长发育的障碍，

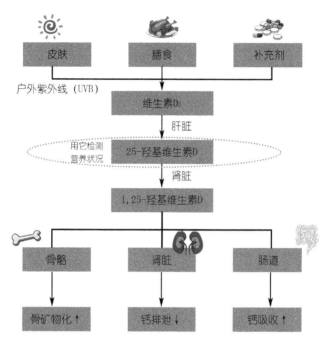

图 4　维生素 D 和钙在身体内的转化与吸收过程

严重者则会形成鸡胸、漏斗胸、佝偻病等骨骼畸形。

　　成年人，尤其是老年人，如果缺乏维生素 D 和钙，会发生骨软化症、骨质疏松，甚至发生骨折。因此，2013 年美国预防服务工作组推荐补充维生素 D 来预防骨折。

　　然而，近年来的一些临床观察和实验，结论却各有争议。比如，美国妇女健康研究发现血清 25- 羟基维生素 D 水平（即血液维生素 D 水平）与骨折的发生高度相关，但另一些研究却并未发现补充维生素 D 或钙可以降低居住在社区的老人骨折的风险。这些研究大多有一些共同的局限：补充的维生素 D 剂量大部分仅为 800 IU（国际单位），对于维生素 D 缺乏者，这个剂量不足以补充维生素 D 水平至正常；研究未区分已经患有骨质疏松或者维生素 D 缺乏的人，而这一类患者才是最有可能受益的人；研究只包括了社区居民，排除了住在疗养院、老人院、康复院的人，而后一类人通常年纪更大、骨密度更低、维生素 D 更缺乏，也有更高的骨折风险。因此，研究的结论是否正确尚不肯定，更不能任意推广。

哪些人群需要补充钙和维生素 D？

综合考虑近年来各项研究的结果，美国预防服务工作组 2018 年对骨折预防的推荐进行了修改：目前关于补充维生素 D 和钙对骨折的一级预防作用证据尚不充足，因此，不推荐社区居住的健康人群每天小剂量补充维生素 D（≤ 400 IU）和钙（≤ 1000 毫克）来预防骨折。但是上述推荐不适用于：骨质疏松患者、骨质疏松性骨折患者、维生素 D 缺乏者、易摔倒者。

欧洲骨质疏松、骨性关节炎和骨骼肌肉疾病协会（ESCEO）及国际骨质疏松基金会（IOF）2017 年专家会议在评估了近百份医学文献和临床实验后，给出的总结意见是：

1. 补充钙和维生素 D 可以适度减少骨折的风险。

2. 目前文献并不支持单独补充钙片可以减少骨折的发生。

3. 补充钙的不良反应包括肾结石和胃肠道症状。

4. 补充维生素 D，而不是钙，可以减少摔倒的风险。

5. 对于补充钙剂可能增加心血管疾病的风险，目前证据尚不充足。

因此，他们的推荐是：对于骨质疏松患者、高风险钙和维生素 D 缺乏者，建议同时补充钙和维生素 D。

钙和维生素 D，哪个更重要？

我们所接受的宣传和教育中，包括在医学界中，似乎都更重视补钙，各种有关如何补钙的讲座、文章、电视节目比比皆是。而对维生素 D 的作用认识远远不够，甚至国内都没有足够剂量的维生素 D 补充制剂，也没有如何监测、补充维生素 D 的临床指南。

其实，在维持骨骼健康中，维生素 D 的作用更重要。无论是食补还是口服补充钙片，都需要维生素 D 在肠道的作用，才能吸收入体内，发生作用；如果维生素 D 缺乏，补再多的钙也无法完全吸收，这也是为什么陈阿姨一直在补钙却收效甚微的原因。

陈阿姨的例子绝不是个例。维生素 D 缺乏的比例在人群中相当高。在美国，大约有 40％ 的人维生素 D 缺乏，在体重过重或肥胖的人口中，这一比例高达 70％；在中国，尚无全国统计数据，北方一些省市的调查报告显示，维生素 D 缺乏者可能高达 60％以上。另一份在湖南湘雅医院进行的有关骨质疏松的研究显示，受试的 1688 名绝经后妇女，维生素 D 缺乏者（血清 25- 羟基维生素 D 水平低于 20 ng/mL）为 61.4％，如果再加上维生素 D 不足者（血清 25- 羟基维生素 D 水平低于 30 ng/mL），这一数字高达 91.2％！

维生素 D 除了维持骨骼健康，对身体还有许多其他健康效应

（这些都是钙没有的）：提高免疫力，调节代谢，抑制脂肪合成，调节情绪等。维生素 D 缺乏者，除了骨质疏松以外，其他多种疾病，包括自身免疫性疾病、癌症、肥胖、糖尿病、心血管病、慢性疲劳、抑郁症的风险都会增加。

可见，维持维生素 D 正常有多么重要！

我们应该补钙，还是补维生素 D？

我们身体需要的维生素 D，80% 以上由皮肤在紫外线的照射下合成提供，其余小部分则来自饮食。现代人的生活方式：户外活动时间减少、防晒用品的使用，都使得皮肤合成的维生素 D 大大减少，即使是喜欢户外活动的人，从皮肤中获得的维生素 D 也远远不够。而维生素 D 从食物中的来源也非常有限，它是一种脂溶性维生素，在大部分食物中含量都很低，只有在脂肪含量高的食物中才比较多，比如，三文鱼、牛肉、鸡蛋黄、罐装沙丁鱼等。在国外，一些食物中（比如，牛奶、酸奶、果汁、麦片等）会额外添加维生素 D，但是在国内，这类"维生素 D 强化食物"还很少见，因此，大部分人都需要额外口服维生素 D 制剂来补充。

维生素 D 水平到底多少算正常？

维生素 D 的水平可以通过测血清 25- 羟维生素 D 水平来衡量。成人血清 25- 羟基维生素 D 水平在 30 ~ 100 ng/mL 为正常，低于 30 ng/mL 为不足，低于 20 ng/mL 为缺乏，详情见表 5。

表 5 血清 25- 羟基维生素 D 水平解读

血清 25- 羟基维生素 D 水平 ng/mL	解读	标准来源
< 20	缺乏	美国医学研究院 （IOM）
< 30	不足	美国医学研究院
30 ~ 100	正常 （推荐 40 ~ 60）	美国医学研究院 （美国内分泌协会推荐）
> 100	过多	美国内分泌协会
> 150	中毒	美国内分泌协会

什么时候需要补充维生素 D？

维生素 D 缺乏的八大症状：

1. 容易生病（经常感冒、感染）。

2. 慢性疲劳（经常觉得累）。

3. 骨痛、背痛。

4. 抑郁。

5. 伤口愈合慢。

6. 骨质减少（骨密度下降）。

7. 掉发。

8. 慢性肌痛。

如果您有这些症状，就应该去找医生检查一下血清 25- 羟基维生素 D 水平，如果低的话，就应该额外补充了。

如何补充维生素 D？

美国医学研究院推荐的补充剂量针对健康人群，因此，剂量较为保守。而美国内分泌协会的推荐的补充剂量针对的是容易产生维生素 D 缺乏的高危人群，并且由于维生素 D 对骨骼以外组织的作用（脂肪、肌肉、糖代谢、免疫系统等），通常需要较高的血液水平才能达到，因此，推荐的补充剂量更高，详情见表 6。

表 6　美国医学研究院和内分泌协会针对不同年龄的维生素 D 推荐量

单位：IU

	美国医学研究院		美国内分泌协会	
	每日推荐剂量	每日安全上限	每日推荐剂量	每日安全上限
0 ~ 6 个月	400	1000	400 ~ 1000	2000
6 个月 ~ 1 岁	400	1500	400 ~ 1000	2000
1 ~ 3 岁	600	2500	600 ~ 1000	4000
4 ~ 8 岁	600	3000	600 ~ 1000	4000
9 ~ 18 岁	600	4000	600 ~ 1000	4000
19 ~ 70 岁	600	4000	1500 ~ 2000	4000
> 70 岁	800	4000	1500 ~ 2000	10 000

注：维生素 D 1 微克 = 40 IU

上述协会并未对维生素 D 缺乏时的补充剂量做出明确推荐，本人参照各专业协会的推荐及多年临床经验，考虑患者不同的血清 25- 羟基维生素 D 水平和体重情况，综合推荐用量见表 7。

表 7　根据血清 25– 羟基维生素 D 水平和体重的维生素 D 推荐量

	血清 25– 羟基维生素 D 水平（ng/mL）	体重正常者（BMI < 25）	体重超重或肥胖者（BMI ≥ 25）
缺乏	< 20	5000 IU 至正常→ 2000 IU 维持；50,000 IU 每周 1 次至正常→ 2000 ~ 5000 IU 维持	50,000 IU 每周 1 次至正常→ 5000 IU 维持
不足	< 30	2000 ~ 4000 IU 至正常→ 1000 ~ 2000 IU 维持	4000 ~ 6000 IU 至正常→ 2000 ~ 4000 IU 维持
正常	40 ~ 60	1000 IU	2000 IU
正常高值	> 60	无须额外补充	无须额外补充

　　血清 25– 羟基维生素 D 水平超过 150 ng/mL 时，可能出现中毒症状，如头痛、腹痛、恶心呕吐、胰腺炎、金属味觉、多饮多尿、脱水、肾脏或血管钙质沉着等。所以在补充维生素 D 的过程中，需要监测血液水平，防止过量。血清 25– 羟基维生素 D 水平超过 60 ng/mL 时，就应该停用口服补充剂，无须再额外补充了。

　　维生素 D 中毒的情况非常罕见，过去十年，查阅 PubMed 文献，仅有几例个案报导，而且都发生在患者错误地长期过量服用极高剂量维生素 D 的情况下。相反，全球维生素 D 缺乏的人，说过亿都不夸张。因此，维生素 D 缺乏是更具有普遍意义的公共健康问题，应该引起国内医学界的更多重视。

　　儿童和成人血液维生素 D 的标准大致相同，也有人认为儿童血清 25– 羟基维生素 D 水平 20 ~ 100 ng/mL 为正常。但是美国内分泌协会对儿童血清 25– 羟基维生素 D 水平的推荐标准与成人一样，也是 40 ～ 60 ng/mL，补充剂量推荐详见表 8。

孕期和哺乳期妇女，建议每天补充维生素 D 5000 IU，以保证妈妈和宝宝的需要。

我们到底应不应该补钙？

研究显示，大部分能正常饮食的健康人，每天从饮食中获得的钙已足够，并不需要额外补充钙片。相反，过量的补充钙，反而会造成便秘、胃肠道不适、肾结石等不良反应。近年来更有研究显示，过量补钙导致的高钙血症，会使心肌梗死的发生率增加。

不同年龄、不同生长阶段、不同性别的人，每天需要的钙不一样。国际骨质疏松基金会对不同人群每日钙摄入的推荐见表8。

表 8　国际骨质疏松基金会针对不同人群每日钙摄入的推荐量

单位：毫克 / 天

年龄 / 性别		每日所需钙
儿童 / 青少年	0 ～ 6 个月	200
	6 ～ 12 个月	260
	1 ～ 3 岁	700
	4 ～ 8 岁	1000
	9 ～ 18 岁	1300
女性	怀孕/ 哺乳期(14 ～ 18 岁)	1300
	怀孕/哺乳期(19 ～ 50 岁)	1000
	19 ～ 50 岁	1000
	≥ 51 岁或绝经后	1200
男性	19 ～ 70 岁	1000
	≥ 71 岁	1200

如何监测身体中钙的水平？

钙是一种水溶性电解质，血液中离子钙的浓度很容易受到多种因素的影响而上下波动，并不能反映骨骼内所含钙质的情况，也不代表骨骼健康，因此，不能做为体内钙含量的监测指标。比如，口服钙片 60 ~ 90 分钟后，血液会出现一过性高钙血症，而后血钙浓度又会下降。而正是这一过性高钙血症，有研究认为，会影响心肌细胞膜的电稳定性，诱发心律失常，并增加血管钙化的可能，增加心血管病的风险。

没有合适的血液监测指标，补多少合适，补到什么情况算正常，补到什么情况算多了，都不清楚。那么，这种情况下的补充就是盲目的、没有科学证据指导的。这也是我为什么强调补充维生素 D，而不主张盲目补钙的另一个原因。

钙和维生素 D 补充的注意事项：

1. 能正常饮食、没有症状的健康成人，无须额外补充钙和维生素 D；健康儿童，建议通过增加户外活动、食用维生素 D 强化的奶制品等食物来补充维生素 D。

2. 高风险人群（素食、少户外活动、慢性疾病患者、肥胖、绝经后妇女）及具有维生素 D 缺乏症状的人，应检查血清 25–羟基维生素 D 的水平。

3. 维生素 D 缺乏者，应口服补充维生素 D 制剂至血清 25–羟基维生素 D 水平正常，并继续口服维持水平正常（根据情况调整剂量）。

4. 骨质疏松患者及高危人群（绝经后妇女、65 岁以上老人、有家族史者），应查血清25- 羟基维生素 D 的水平，并根据检查结果同时补充维生素 D 和钙。

作者小档案

肖丹华，1997 年毕业于中国协和医科大学，获临床医学博士学位，2004 年毕业于美国哥伦比亚大学，获人类营养学博士学位。现就职于美国大西洋医疗系统，任营养代谢专科医生，擅长诊治各类营养代谢相关疾病。

手麻、忘性大，是缺维生素 B_{12} 吗？

张美娟 🐝

2019 年 2 月 14 日英格兰医学杂志上发表了一个病例：一个 48 岁的女性，因为手麻去看医生。医生检查时发现她说话语无伦次，走路不稳。她得了什么严重的疾病吗？结果是：她得了维生素 B_{12} 缺乏。

什么是维生素 B_{12}？

它是一种水溶性维生素，主要作用是维持神经细胞的功能。另外，它和叶酸共同作为造血细胞是制造红细胞的原料。在细胞机制上，它协助细胞内核酸的合成。

所以一旦维生素 B_{12} 缺乏，人的神经系统和血液系统会受到影响。这两个系统可是很重要的呀！神经系统受影响可表现为手脚麻木、头晕。长期严重的缺乏会造成走路不稳、记忆力下降、认知障碍等。当影响造血系统时，会造成贫血，人会出现乏力、疲倦、头晕等症状。可见，维生素 B_{12} 缺乏是会影响你全身的。

为什么会出现维生素 B$_{12}$ 缺乏？

● 维生素 B$_{12}$ 缺乏原因之一：饮食缺乏

我们人体是不会制造维生素 B$_{12}$ 的。它的来源完全靠从口摄入，经胃肠吸收。一个成年人一般每天需要 2.4 微克的量。大部分人都能从食物里得到足够的量。但是根据美国的一项调查，50岁以上人群中有 3.2% 的人严重缺乏维生素 B$_{12}$，有近 20% 的人稍微偏低。

维生素 B$_{12}$ 主要存在于动物性食物，而非动物性食物里天然维生素 B$_{12}$ 含量极少（含量最高的香菇也才 4.8 微克/100 克干重），除非在食物生产中人工添加，比如，美国人早餐常吃的谷类。表9 是富含维生素 B$_{12}$ 的食物和其含量。

表9 富含维生素 B$_{12}$ 的食物和其含量

食物	量（克）	维生素 B$_{12}$ 含量（微克）
蛤蜊	100	84
肝脏	100	71
强化的早餐谷类	一杯	6
鳟鱼	100	5.4
三文鱼	100	4.9
罐头吞拿鱼	100	2.5
牛肉	100	1.5
酸奶	100	1.3
牛奶	一杯	1.2

表 9（续）

食物	量（克）	维生素 B$_{12}$ 含量（微克）
火腿	100	0.6
蛋	一个	0.6
鸡肉	100	0.3
猪肉	100	0.7

看，你一天只要吃 2.4 克蛤，或 2.8 克猪肝就满足一天的维生素 B$_{12}$ 需求了。不过注意了，这些食物都不能多吃，因为它们同时是高尿酸食物，食用过多会增加痛风危险。那什么样的饮食结构会导致缺乏维生素 B$_{12}$ 呢？严格素食者（连鸡蛋都不吃的），如果不补充维生素的话就容易有缺乏维生素 B$_{12}$ 的风险。

• 维生素 B$_{12}$ 缺乏原因之二：吸收有问题

造成维生素 B$_{12}$ 缺乏的另一大原因是胃肠不吸收，或吸收能力下降。维生素 B$_{12}$ 在胃里要和胃壁产生的一种蛋白质（内因子）结合，才能被吸收。另外，胃酸下降也会影响它的吸收。所以易得维生素 B$_{12}$ 缺乏的人群包括：

1. 恶性贫血患者，此类患者体内有抗体干扰内因子的分泌。没有内因子的帮助，维生素 B$_{12}$ 不被吸收。

2. 胃肠减肥手术后的患者。

3. 患胃肠疾病，包括萎缩性胃炎、克罗恩病（Crohn's Disease）、乳糜泻（Celiac disease，又称麸质不耐症）等病症的患者。

4. 服用抗酸药、二甲双胍等药物的患者，因为这类药物会干

扰维生素 B_{12} 的吸收。

5. 老年人胃酸分泌水平下降，吸收维生素 B_{12} 能力也会减弱。

如何知道自己是否缺乏维生素 B_{12} 呢？

其实很简单，看医生抽血检查。检查结果会直接告诉你是否缺乏维生素 B_{12}。查血也会知道你是否贫血。维生素 B_{12} 缺乏严重者一般会合并有贫血。但是一小部分人有维生素 B_{12} 缺乏，会出现神经系统的症状，但是没有贫血。

如何治疗维生素 B_{12} 缺乏？

维生素 B_{12} 缺乏严重的患者，医生一般给肌肉注射维生素 B_{12}。恶性贫血患者因为不吸收维生素 B_{12}，需要每月注射一次维持治疗。其他原因引起的可以通过口服维生素 B_{12} 来维持。

怎样预防维生素 B_{12} 缺乏？

想要预防维生素 B_{12} 缺乏，只要保证日常饮食中有足够的维生素 B_{12} 就可以。如果饮食以素食为主，要考虑补充维生素。一般一颗复合维生素含 6 微克维生素 B_{12}，超过一天的需要量了。但是如果有上述肠道吸收问题，就需要更多的量，而且一般需要在医生指导下服用。单纯维生素 B_{12} 片有多个剂量的，例如，有 500 微克一片的，还有 1000 微克一片的。

维生素 B$_{12}$ 还有没有其他作用？

好多人觉得吃维生素 B$_{12}$ 对头发好，可以预防脱发过多。有人说吃了它精神好，还有人问：它能不能预防阿尔茨海默病？一般认为，普通人群里维生素 B$_{12}$ 缺乏者不少见，所以可能补充后会觉得好。如果确认维生素 B$_{12}$ 已经充足，再去补充就没有什么必要了。

看来，人就是杂食动物，吃全素或全肉都不行。什么都吃，但不过量就好了。

作者小档案

张美娟，1999 年毕业于北京协和医学院。现任美国宾州大学兰卡斯特总医院内分泌科医生。擅长糖尿病、甲状腺疾病和其它腺体疾病的诊治。

换季过敏，要打脱敏针吗？

惠轶群

什么是脱敏针？

打脱敏针就是在皮肤（一般在上臂）内侧的脂肪组织里进行系列注射，以降低机体对致敏物质（过敏原）的灵敏度。注射剂是已被纯化的，无菌的过敏原。根据检测结果，每个患者有其个体化的注射剂组合。通过注射，免疫系统被训练到对过敏原减低或不再反应，从而抑制过敏症状。

什么样的过敏可以通过打脱敏针治疗？

打脱敏针可以对空气中的过敏原（如花粉、尘螨、霉菌、猫、狗、蟑螂）及某些昆虫毒液进行脱敏。

谁应该接受脱敏治疗？

接受脱敏针脱敏注射，必须有阳性皮试或验血结果记录，证明对某些过敏原有敏感性。脱敏针一般用于过敏症状通过避免过敏原和药物治疗后仍然控制不佳者。脱敏针可以减轻或消除过敏性鼻炎、眼睛过敏、过敏性哮喘和昆虫叮咬过敏患者的痛苦。

脱敏针怎么打？

由于脱敏注射液含有过敏原，在注射时必须从非常低的剂量开始，逐渐增加剂量，直到达到治疗剂量（"维持剂量"）。常规脱敏一般每周 1 次，这个"累积阶段"通常需要 6 ~ 8 个月。确切的长度取决于个人机体的敏感程度。如果剂量开始得过高或增加过快，可能会引发过敏反应。快速脱敏治疗可以大大缩短"累积阶段"，但危险性一般大于常规脱敏。在维持剂量达到后，注射间隔可以过渡到每 4 ~ 6 周 1 次。

脱敏针要打多久？

脱敏针一般要打 3 ~ 5 年。如果注射过早停止，症状通常会在几个月后反复。当一个脱敏疗程结束后，很多患者的症状会长期或永久性改善。一些患者几年后可能会逐渐再产生症状。

打脱敏针多快起作用？

脱敏针开始打之后，通常需要 6 ~ 12 个月症状才明显减少。如果预定剂量经常不打，开始见效的时间就会延迟。

打脱敏针脱敏的有效性如何？

接受脱敏针的患者 80％ ~ 85％ 的过敏症状会得到显著改善

（症状减轻，但不一定是完全消失）。打针期间，医生会定期监测进展情况并评估脱敏治疗是否有效。

脱敏针有哪些不良反应？

最常见的不良反应是注射部位局部瘙痒、肿胀或压痛。可以冰敷，或涂氢化可的松或其他激素软膏。服用抗组胺药也会有所帮助。如果反应持续超过 24 小时，或如果肿胀大小大于 1 元硬币，在下次打针时要通知你的医生或护士，以便调整剂量。

脱敏治疗过程中，也可能出现更严重的全身反应。这些反应一般来说是罕见的。全身反应的症状包括全身发痒、荨麻疹、流鼻涕、鼻塞、打喷嚏、咳嗽、哮喘、喉咙发紧、胸口发闷、面部（包括舌头、喉咙）肿胀、头晕、昏厥，甚至休克。这些反应通常发生在注射后的 30 分钟内。但偶尔也会在 30 分钟后（一般症状不很重）。因此，为了安全，在注射后 30 分钟必须在医院内留观。医生对于严重的反应，会注射肾上腺素来迅速扭转反应。其他一些附加的药物，比如，激素和抗组胺药，也经常被使用。

怎么做可以降低全身反应的发生？

要通知你的医生或护士上一次注射后的任何不良反应，包括局部肿胀有多大，持续时间有多长等。此外，如果有哮喘加重，上呼吸道感染伴发热，或显著过敏症状，则必须由医生检查过，确保安全后才可以注射脱敏针。还有，要通知医生任何的用药变化。

打脱敏针过程中，哪些药物不能使用？

β 受体阻滞剂在接受脱敏治疗过程中不宜使用。这些药物常用于治疗高血压、心脏病和偏头痛。常用的"β 受体阻滞剂"有盐酸普萘洛尔（心得安）、盐酸索他洛尔（施太可）、美托洛尔（倍他乐克）、阿替洛尔（氨酰心安）等。

如果不清楚自己是否服用此类药物，请向医生咨询。这些药物会增加全身性反应的可能性，并且干涉急救药物的功能，从而增加治疗的危险性。

作者小档案

惠轶群，1999 年毕业于协和医科大学，获医学博士学位。2004 年毕业于宾西法尼亚大学，获药理学博士学位。过敏哮喘免疫专科医生。现在纽约执业，并在西奈山医院从事教学。擅长各类过敏性疾病、哮喘、免疫缺陷的诊治。

你受到鼻窦炎的折磨了吗？

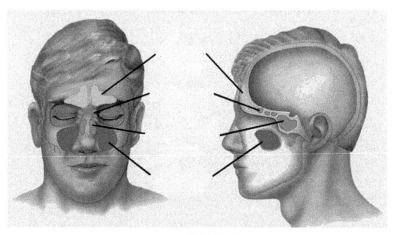

惠轶群

鼻窦在哪里？

鼻窦是颅骨内的空腔，共有四对，分别位于鼻腔两侧、后面和眼睛周围，与鼻腔相通，图5为鼻窦的位置。内有黏液，可以帮助保暖、润湿和过滤吸入的空气。当正常引流黏液的通道被阻塞时，感染就可能发生。

图5　鼻窦的位置

什么是鼻窦炎？

鼻窦炎分为急性鼻窦炎和慢性鼻窦炎：

●急性鼻窦炎

急性鼻窦炎是指鼻窦炎症状持续不超过 4 个星期。症状通常开始于一个普通的感冒，一般在 7 ~ 10 天自行消失。但在有些时候，可能发展为细菌感染。

●慢性鼻窦炎

慢性鼻窦炎，也被称为慢性鼻 - 鼻窦炎，经常在被确诊时症状已经持续超过 12 周，甚至已经经过药物治疗。

患有过敏性鼻炎或哮喘的人更容易经受慢性鼻窦炎之苦。这是因为由于过敏性鼻炎或哮喘的存在，气道更容易有炎症。鼻窦炎也可以由细菌或真菌感染，鼻中隔偏曲，鼻息肉等引起，或在极少数情况下，免疫系统缺陷导致反复炎症感染。

鼻窦炎的症状

急性或慢性鼻窦炎的症状常发生于感冒后或严重持续性过敏性鼻炎期间。鼻窦炎最明显的标志是脸颊和额头处的痛性压迫感。其他症状包括：

☆ 黄绿色稠鼻涕。

☆ 鼻涕倒流，经常有不好的味道。

☆ 咳嗽。

☆ 鼻塞。

☆牙疼。

鼻窦炎的诊断

变态反应检查可以找出慢性或反复鼻窦感染是否由过敏导致。

对于慢性或严重患者，可以用鼻内窥镜来检查鼻腔。鼻内窥镜是将一根装备了光源或照相机的细长的管子插入鼻孔，以查看鼻窦通道寻找堵塞。

CT 扫描可用于检查鼻窦异常，如通道狭窄，分泌物堵塞，息肉或鼻中隔偏曲等。

如果以下症状存在，需要立即看医生：

• 发热。

• 在脸颊或眼睛周围红、肿、痛。

• 严重头痛，神志不清。

• 颈部僵硬。

鼻窦炎的治疗

鼻窦炎的治疗取决于病因，严重程度和症状的持续时间。

● 急性鼻窦炎

70%患者自行恢复，无须任何处方药。

如果病因是细菌感染，用抗生素治疗可缩短急性鼻窦炎的持续时间，也可以减少症状的严重程度。

其他治疗包括：

· 解充血剂或用盐水喷鼻可有助于缓解症状，促进感染分泌物的引流。

· 充分休息，每天喝几杯水，保持身体的水分。

· 非处方止痛药，如阿司匹林，对乙酰氨基酚（商品名：泰诺）或布洛芬（商品名：芬必得，美林）可能有用。但不要给18岁以下的儿童服用阿司匹林。

· 除了药物治疗，有些人觉得呼入热而潮湿的空气，用热敷或盐水冲洗鼻腔也有帮助。

· 慢性鼻窦炎

通常不是由细菌感染引起，所以用抗生素治疗往往于事无补。要注意避免诱因，尤其是如果症状是由过敏引发的。

一线治疗是在医生的指导下，使用皮质类固醇喷雾剂喷鼻或灌洗。

当药物治疗失败，可以考虑手术。做这个决定可能会非常复杂，应审慎衡量。要在患者、过敏和／或免疫科医生和耳鼻喉医生之间讨论。手术应该作为儿童治疗的最后选择。

鼻窦手术并不是一个一劳永逸的方法。鼻窦手术后，大多数患者仍然需要接受药物治疗，防止慢性鼻窦炎的复发。

作者小档案

惠轶群，1999年毕业于协和医科大学，获医学博士学位。2004年毕业于宾西法尼亚大学，获药理学博士学位。过敏哮喘免疫专科医生。现在纽约执业，并在西奈山医院从事教学。擅长于各类过敏性疾病、哮喘、免疫缺陷的诊治。

流感为什么会死人？

🅜 黄晓明

　　2018 年岁末，微信朋友圈被一篇《流感下的北京中年》刷屏，作者用平实的语言残酷再现了亲人从生病、病重直至去世的全过程，让人读后唏嘘不已。

　　关于文章中的医学问题，临床医生有话说。作者在文中说"咽拭子甲型流感病毒（简称甲流）、乙型流感病毒（简称乙流）都是阴性，表明没有感染甲流或者乙流……可能感染了未知的强病毒。"事实上，其医院 ICU 的病历则显示，虽然最早做的甲流、乙流初筛为阴性，但是后来再做的鼻咽拭子和病毒核酸检测为阳性，诊断甲流是确定的。

　　此文出现后我收到了很多亲朋好友关于流感的疑问，看来是该谈谈流感这个常见疾病了。

流感就是重症感冒吗？

　　很多老百姓存在这个误区，认为流感和感冒是一个病，只是轻重程度不同，其实不是这样的。

　　感冒全称为普通感冒（cold），是最常见的上呼吸道感染，常由鼻病毒引起，一年四季都可发病。流感全称为季节性流行性感冒（influenza），由甲型或乙型流感病毒引起，冬春季常见。两者都是病毒感染，都有传染性，但致病的病毒完全不同，临床表现和预后也有很大差异。关于感冒和流感的差异，可见表 10。

表 10 感冒和流感的对比

	普通感冒	流行性感冒
病原体	鼻病毒	甲型、乙型流感病毒
临床表现	不发热或 38℃的低热，打喷嚏流鼻涕的症状很明显，但是咳嗽、咳痰比较轻，乏力或肌肉酸痛不明显	多为 39℃或以上的高热，打喷嚏、流鼻涕可以不明显，但是咳嗽、咳痰比较重，甚至出现呼吸困难，常有明显的头痛、乏力和肌肉酸痛
并发症	很少出现并发症	重症患者可出现病毒性肺炎、心肌炎、脑炎等
使用药物	抗菌素（如头孢类抗生素、阿奇霉素等，即大家常说的"消炎药"）无效，抗病毒药物也无效	抗菌素无效，重症患者早期使用抗病毒药（奥司他韦"达菲"、扎那米韦），可缩短病程，减少并发症
预后	1 周左右自行痊愈	轻症患者可自行痊愈，少数重症患者甚至可能死亡
预防措施	普通预防有勤洗手、勤通风、增强体质，没有疫苗	除了普通预防的勤洗手、勤通风、增强体质，很重要的是接种流感疫苗，这是流感的特异性预防

所以流感和感冒是两种不同的疾病，流感有轻症和重症之分，轻症流感完全可以自愈。《流感下的北京中年》一文中的老人患的是重症流感，合并病毒性肺炎、急性呼吸窘迫综合征，因此预后很差。

流感为什么会死人？

　　流感确实是有一定的死亡率的。最著名的 1918 年的流感大流行导致了世界范围内 5 千万至 1 亿人死亡，且在 15 ～ 34 岁健康成人中的死亡率异常高。好在此前和此后的流感流行中，该年龄组未出现类似的高死亡率。但婴幼儿和老年人一直是流感出现并发症和死亡的高危人群。科学家做过研究，我国流感的死亡率为 18/10 万，和西方国家类似，其中 86% 以上的流感相关死亡发生于老年人。

　　流感引起死亡最常见的原因为出现并发症——重症肺炎，老年人本身肺功能下降，再加上抵御病毒最重要的武器——人体的免疫功能随着年龄的增长而下降，因此老年人得了流感更容易加重，甚至导致死亡。

　　不过与发病率相比，流感的病死率其实并不高。大部分成年人确实就像是得了一次"重感冒"，是可以自愈的。所以不必对这个季节的流感高发感到恐慌。

医生如何诊断流感？

　　医生主要根据流行病学（流感季或流感患者接触史）和临床症状，结合相关病毒检测来诊断流感。临床最常用的病毒检测方法为快速抗原检测和核酸检测，最常用的标本为鼻咽拭子，也就是医生拿棉签在患者的鼻腔或咽部轻轻抹一下。发热门诊多采用快速抗原检测（鼻咽拭子），优点是便宜、简单、迅速，但假阴性率相对高，也就病毒量偏少时不容易查出来。核酸检测更准确，但费用高且出结果慢，一般门诊很少采用。

我们注意到《流感下的北京中年》文中的患者曾在起病一周左右做过拭子抗原检测，结果是阴性的，但此结果并不能排除流感的诊断。因为病毒在发病 24 ~ 48 小时在鼻咽部的浓度达到高峰，然后迅速下降，一周左右快速抗原检测经常查不出来。据了解，患者上呼吸机后取得的下呼吸道的标本，重新检测甲型流感病毒为阳性。所以，有时即使病毒检测阴性，医生根据临床表现仍会诊断流感，我们称之为临床诊断。

如何早期识别重症流感患者？

识别重症流感对于医生来说也是很大的挑战，早期识别重症患者说实话主要是医护人员的工作。对于患者及家属来说，需要做的决定是什么时候该去医院，要关注以下三点（主要针对成人患者）：

●关注高危人群

所谓高危人群就是更容易发生重症流感的人群，如果这些人在流感季出现超过 39℃ 的高热，需要及时就诊。高危人群包括：

1. 超过 65 岁的老年人。

2. 合并慢性疾病患者，特别是糖尿病、心脏病、慢性肺病、肥胖、肿瘤等。

3. 孕产妇。

4. 长期使用激素、免疫抑制剂、化疗药物等免疫抑制人群。

中日友好医院詹庆元教授将高危人群精辟地总结成"老、弱、孕、胖、糖", 是不是很好记?

● 关注发热变化

发热, 尤其是超过 39℃的高热是流感的突出表现, 重症患者往往表现为高热持续时间长。所以, 如果高热超过 2 天不缓解, 还是尽快去医院就诊吧。

● 关注呼吸道症状

重症肺炎是流感最常见的死亡原因。流感病毒引起重症肺炎的特点为病变进展特别快, 除了咳嗽等表现外, 患者可迅速出现呼吸困难, 也就是老百姓常说的"喘" "气不够用"。如果患者咳嗽加重, 活动后憋气, 务必尽快去看病。

最后, 十分感谢《流感下的北京中年》的作者认真、真诚地记录了这一切, 生命是脆弱的, 让我们好好珍惜!

作者小档案

黄晓明, 1999 年毕业于北京协和医学院, 获医学博士学位。现任北京协和医院普通内科副主任医师。擅长高血压、慢性阻塞性肺疾病(COPD)、贫血、痛风等常见病的综合管理, 也擅长内科疑难病的诊断和治疗。

炎炎夏日，小心中暑

刘继海 😈

　　夏天到了，全国各地的气温都是一路飙升。在这样炎热的天气里，一不小心，便会引发中暑。尤其是长时间从事户外工作的人群及体质较弱的老人、儿童。大家千万不要觉得中暑是一件无所谓的小事，一旦应对不当，可能会引发意想不到的严重后果。下面就教大家怎样应对中暑。

什么是中暑？

　　中暑是指在高温环境下人体体温调节功能紊乱，从而引起的以中枢神经系统和循环系统障碍为主要表现的急性疾病。除了高温、烈日暴晒外，工作强度过大、时间过长、睡眠不足、过度疲劳等均为常见的诱因。

　　中暑的发生和天气密切相关。日平均气温或相对湿度在医学上有中暑的气象阈值之称：如果日平均气温大于30℃或相对湿度大于73％，发生中暑的概率会明显增加。当气温和湿度条件同时存在时，中暑发生率可进一步增加。图6中介绍了关于气象阈值的定量表示，即热指数的概念，热指数是应用温度和湿度运算得出的数值，和热射病（最严重的中暑）的发病率呈正相关性。当

温度(℃)	40	45	50	55	60	65	70	75	80	85	90	95	100
43.3	58												
42.2	54	58											
41.1	51	54	58										
40.0	48	51	55	58									
38.9	46	48	51	54	58								
37.8	43	46	48	51	53	58							
36.7	41	43	45	47	51	53	57						
35.6	38	40	42	44	47	49	52	56					
34.4	36	38	39	41	43	46	48	51	54	57			
33.3	34	36	37	38	41	42	44	47	49	52	55		
32.2	33	34	35	36	38	39	41	43	45	47	50	53	56
31.1	31	32	33	34	35	37	38	39	41	43	45	47	49
30.0	29	31	31	32	33	34	35	36	38	39	41	42	44
28.9	28	29	29	30	31	32	33	34	35	36	37	38	39
27.8	27	28	28	29	29	29	30	31	32	32	33	34	35
26.7	27	27	27	27	28	28	28	28	29	29	30	30	35

相对湿度（%）

■ 极端危险：热射病风险极高
■ 危险：热射病发病率增加

图 6 与温度、湿度相关的热指数表

热指数大于 41，热射病发病率明显；当热指数大于 54，极易发生热射病。所以在桑拿天，即使外界温度不太高，但是湿度比较大，热指数也可以升高，因此容易发生中暑。

中暑时体温的高低和中暑的严重程度是相关的，也就是说体温越高中暑就越严重，如果体温超过 40℃，甚至达到 42℃，这就是相当危险的信号了。人体核心体温超过 40℃，中暑病死率可高达 41.7%；若是体温超过 42℃，病死率更是高达 81.3%。

与感冒发热造成的高体温相比，中暑导致的是一种被动的体温升高，它是由于外界的高温超出了人体的自我调节能力，使得我们的体温升高，如果不及时干预，人体的体温可以升至 42℃以上。而感冒或其他疾病所致的体温升高是一个主动过程，是由于外界病原入侵或人体自身产物所致的体温升高，一般不会超过 41℃。

中暑的分类

幸运的是，并不是所有的中暑情况下，体温都会升到这么高。按照中暑的严重程度不同，可以分为先兆中暑、轻度中暑、热痉挛、热衰竭、热射病等几种情况。只有在热射病的情况下，才容易造成死亡。

●先兆中暑

在高温环境下，出现头痛、头晕、口渴、多汗、四肢无力发酸、注意力不集中、动作不协调等，体温正常或略有升高。如果及时转移到阴凉通风处、降温、补充水和盐分，则短时间内即可恢复。

就像我们感冒时低热的感觉差不多，并没有特征性的表现。

●轻症中暑

除上述非特异性症状外，体温往往高于38℃，伴有面色潮红、大量出汗、皮肤灼热，或出现四肢湿冷、面色苍白、血压下降、脉搏增快等表现。如果及时转移到阴凉通风处、平躺解衣、降温、补充水和盐分，也可于数小时内恢复。

●热痉挛

是一种短暂、间歇发作的肌肉痉挛。常发生于初次进入高温环境工作或运动量过大时，可能与钠盐丢失相关，多见于大量出汗且仅补充水分者。世界杯中，足球场上的运动员在长时间运动后出现的抽筋倒地，其实就与热痉挛相关。

●热衰竭

指热应激后以血容量不足为特征的一组临床综合征。严重热应激情况下，体液、体钠丢失过多，水电解质紊乱，会出现多汗、疲劳、乏力、眩晕、头痛、判断力下降、恶心和呕吐，有时可表现出肌肉痉挛、体位性眩晕和晕厥。但此时无明显中枢神经系统损害表现。热衰竭如得不到及时诊治，可发展为热射病。

●热射病

典型的临床表现为高热、无汗、昏迷。人体体温往往大于40℃，是非常严重的临床急症，需要紧急处理。

针对不同类型的中暑该如何急救？

• 先兆和轻症中暑

及时转移到阴凉通风处，降温，补充水和盐分，短时间内即可恢复。

• 热痉挛

迅速转移到阴凉通风处平卧，补充盐水或饮用电解质溶液可迅速缓解症状。轻症者可口服补液盐，脱水者应静脉输注生理盐水（0.9% NaCl 溶液），并做好积极转运准备。

• 热衰竭和热射病

迅速降温；当血容量严重减少、电解质紊乱时，需静脉输液。应在第一时间送至医院。医生主要会采取如下措施：一是迅速降低核心温度，二是血液净化，三是防治弥漫性血管内凝血（DIC）。

无论哪种类型的中暑，最根本的两个治疗关键就是降温和及时补充水分和电解质，这对于患者来说是救命的措施和手段。早期有效治疗是决定预后的关键。一定不要等救护车或者到达医院后才开始救治，这样往往会错过最佳的救治时机。

日常生活中如何预防中暑？

1. 夏季适当饮水补充水分，补充盐分和矿物质。
2. 户外活动应尽量避开中午前后时段，并尽量选择在阴凉处进行，穿着轻薄、色浅衣物，携带防暑药品。

3. 驾车出行注意控温。如高温时驾车出行应注意车内温度，不要为了省油而不开空调，离开车时切勿将儿童或宠物留在车内。

4. 特殊人群特别注意。夏天高温季节，对于老年人、孕妇、有慢性疾病的人，特别是有心血管疾病的高危人群，在高温季节要尽可能地减少外出，在室内必须控制合适的室温，服用防暑饮品，及时观察是否出现中暑征兆。

职业性中暑也不容忽视

首先要向在炎热天气里坚守岗位的劳动者致以崇高的敬意，但从一个医生的角度还是希望能把中暑发生的可能性降到最低。无论是哪一个行业，只要是在高温、高湿和无风的环境中工作的人群，都属于中暑的高危人群，要特别注意预防：

1. 关注天气预报，特别是气温和湿度两个指标，如果气温大于37℃，即使湿度不大也很容易出现中暑的情况，如果湿度很高，气温大于30℃就可能出现中暑，要早做预防。

2. 工作时注意防暑降温，及时补充水分和盐分，要注意尽量缩短在高温、高湿环境下的停留时间，交警同志可以利用遮阳伞来减少阳光的直射，有一定的预防作用。有一些行业的工作者，如建筑工人或炼钢厂的重体力劳动者，更要做好预防工作，严格限制在高温、高湿环境下的停留时间。

3. 要注意，人体对于高温天气是有一定的适应能力的，在刚刚开始此类工作的时候要循序渐进，让机体逐渐适应高温的天气，一旦身体出现不适就要及时中止工作，尽早进行救治，不提倡"轻伤不下火线"这样的想法。

作者小档案

刘继海，现任北京协和医院急诊科副主任医师、北京协和医院教育处副处长。擅长危重症患者的血流动力学监测、创伤救治及灾难医学。

特制"菊花宝典",应对难言之隐

林国乐

生活中要怎样预防痔疮?

痔俗称痔疮,它是一种古老而又十分常见的疾病。据公元1665 年清朝祁坤所著的《外科大成·痔疮》记载: "内痔在肛门之里,大便则出血如箭,解毕用手按,良久方入。" 正所谓,生活不止眼前的苟且,还有"痔"和远方。民间素有"十男九痔"的说法,殊不知"十女十痔"!痔有内痔和外痔之分,内痔主要表现为出血、脱出,而外痔以疼痛、瘙痒为主。有痔不在年高,痔发展到后期多呈混合痔,兼有内痔和外痔的症状,真可谓难言之隐!

那么,在生活中,要怎样预防痔疮呢?

●合理膳食、适量运动

痔的诱发因素很多,其中便秘、饮酒、进食辛辣刺激性食物是主要诱因。因此,平时要注意多喝水,多吃水果、蔬菜,保持大便通畅,预防便秘。限酒,最好忌酒。少吃辛辣刺激性食物,比如,辣椒、花椒、大蒜等。现在,很多人喜欢吃麻辣烫、辣火锅、麻辣香锅、辣鸡翅(尤其变态辣那种)等。但是,对于痔疮而言,这些都是不太友好的食物，偶尔吃吃可以，如果经常吃，那么就会增加患痔疮的风险。

另外，久坐久立，以及一些会增加腹压的运动也会促进痔疮的发生。平时既要适量运动，而又要避免长期从事钓鱼、长途驾驶、爬山、举重等运动。

●养成良好的排便习惯

其实，排便是一件需要专心致志、速战速决的事情。然而，现在很多人在大便的时候喜欢看书、读报、刷微信、刷微博、看视频……一坐就是半小时，这些都是非常不好的习惯，长此以往容易罹患痔疮，应该予以纠正。另外，也要尽量养成每天排便、定时排便的习惯，这些都有利于预防便秘，从而降低痔疮的发生率。

●保持"菊"部清洁卫生

排便以后进行局部清洗，减少细菌滋生，保持局部清洁干燥，有利于痔疮的预防。有条件的话，还可以采用温热水坐浴，每次时间 15 ~ 20 分钟。"洗洗更健康"，对于预防痔疮而言，还是有一定的科学道理的。

最后，还有其他一些预防痔疮的措施，不妨一试：

1. 注意下身保暖。

2. 注意孕产期保健（孕妇是痔疮的高发人群）。

3. 常做提肛运动。

4. 自我局部按摩。

5. 及时用药。

祝愿大家远离痔疮，远离难言之隐！

放屁对人体有什么影响？

放屁在医学上叫"排气（pass gas）"。排气真的太重要了，在我们业界有"一屁值千金"的说法，我们普通外科医生早晨查房，问术后患者的第一个问题通常是"你排气了吗？"如果排气了，就说明胃肠道功能恢复了，患者就可以放心地逐渐恢复饮食了。

放屁对人体的影响不能简单地说好或者不好。其实放屁是人体一种正常的生理现象，规律的排气对人的健康是有利的。一个人一天到晚不放一个屁，肯定对健康不利。一年到头绝不放屁的人，也很有可能是胃肠道出了问题。

• 一天放几个屁最健康？

正常情况下，人一天放屁的正常值是 10 个左右（不信您数数）。如果放屁次数过多，大于正常值，有可能是出现了消化不良、胃炎、肠炎胃肠动力功能紊乱等问题。

放屁过多也可能是摄入了过多的淀粉类、蛋白质类，以及刺激性食物（如豆类、土豆、蛋类、大量牛奶、大蒜、洋葱和韭菜等），或进食时速度过快所致。另外，习惯性吞咽动作过多者也可能由于摄入较多空气导致频繁放屁。尤其是一些吃饭时爱说话的人，就会在吞咽食物的过程中比少说或不说话的人咽下去更多的气体，所以古人云"食不言"，确实有一定的道理哦。而这些均不属于病态，也无须治疗，只提示应调整饮食习惯就好。

● 放屁太臭正常吗？

一般的屁是不会特别臭的。而屁之所以会臭，其中所含的硫化氢就是"罪魁祸首"。若不是进食大蒜、洋葱、韭菜等含有刺激性气味的食物或摄入过多的肉食，放出奇臭无比的屁时，就要引起足够的重视，可能是一些肠道炎症或者胃肠功能障碍而引起的。另外，放屁太臭也可能是肠癌的一个症状。

因此，温馨提醒一下：如果出现放屁太臭，又有腹痛、肠鸣、便血等消化道症状时就更要小心自己的身体。

● 不放屁就一定健康吗？

有人会说："那我不放屁总好了吧。"其实不放屁未必是好事，正常放屁的人还要比不放屁的人健康。尤其是人们大鱼大肉吃多了，运动量却少了，整天久坐就会引起便秘、腹胀、腹痛等病症，从而减少放屁或者干脆就不放屁了。此外，老年人也是不放屁的一大人群。年龄的递增使得他们的新陈代谢愈渐缓慢，而相对来说，肠蠕动也会更慢。因此，建议大家要尽可能地多吃蔬菜水果，加强运动锻炼，都可帮助身体排毒。

● 忍着不放屁可取吗？

很多人在公众场合为了不失体面，宁愿憋红了脸也绝不松那一口"气"。在此提醒大家，长期憋屁对人体还是有一定影响的，有毒气体不能以最简单的方式释放，不但增加了身体的负担，而且还很容易造成机体慢性中毒。就像一些清理污水管道或者阴沟的人常会有晕倒的现象，原因就是吸入污水中含有的大量硫化氢等有害气体而导致的中毒。

每天什么时候排便对身体最好？

人有三急，解大便应该算是最急的一件事情了。有人会说，解大便又不是什么技术活儿，哪有什么最佳排便时间，我想拉就拉呗！错了，排便就是一个技术活儿，做人不能太随便，排便也是一样。每天定时规律地排便对身心健康非常重要。

●为什么有些人容易便秘？

对于一个胃肠道功能正常的成年人而言，从嘴巴吃进去的东西经消化道的消化、吸收，到大肠形成大便，一般于 12 ~ 24 小时经肛门排出体外。如果不及时排出，就会储存在乙状结肠和直肠内，时间越久随着水分的进一步吸收，大便就容易干结，从而导致便秘。

●最佳排便时间，你知道吗？

从大便的形成和排出过程，我们就会很好理解，一天最合适的大便时间应该是清晨。刚起床的时候，消化道蠕动较快，而且食物经过一整夜的消化，食物残渣已经进入大肠，形成粪便，并且顺利进入乙状结肠，接着进入直肠内，当直肠壶腹蓄积足够数量的粪便时（大约 300 克左右），就会对直肠壁产生一定压力，这时通过神经反射弧促使人体产生排便反射，此时如果你按照习惯刚好坐在马桶上，大便就会非常顺利地排出。

有调查研究表明，清晨排便习惯越好的人群，便秘发生率越低。在便秘人群中，公务员、医务工作者、教师所占比例最高，而这三类人群因为工作的原因，有晨起或早餐后排便习惯的比例分别只有16%、17%和30%。

● 规律排便，身心健康

一般来说，大便频率最好是1天1次，或者1天1～2次。刚刚说过，如果1天1次，最好清晨起床排便。如果1天2次，除了清晨1次，还可以午餐或晚餐后1次，因为餐后肠蠕动也会加快，这时大便也容易排出。当然，也可以晚上睡觉前排一次便，这也是很多人的习惯。不过，需要注意的是，人在睡眠前排便，一定要慢慢用力，太用力会引起痔疮、肛裂、精索静脉曲张、疝气等。

有人说，我每天已经有了固定的时间排便了，要不要非得改变习惯，改成清晨起床排便呢？其实，大可不必！虽然说，可能清晨起床排便是最佳的，但最重要的一点是要养成每天定时排便的习惯。有了稳定的生物钟对身体是有好处的，可以避免不规律排便而导致的功能紊乱和肛周疾病（如便秘、痔疮等）。

需要提醒的是，排便是头等大事，有了便意最好及时去排便，不要憋大便，因为便意稍纵即逝，憋得久了，或者经常憋着，便意就会不敏感了，从而容易导致便秘。

敲黑板

排大便是一件需要专心致志、速战速决的事情，一次排便的最佳时间是3～5分钟。排便时不能有杂念或从事其他活动，比如，读书看报、刷微信、微博等，因为这样会抑制排便中枢并分散其所需的血流量，从而大大延长排便时间，容易导致便秘和痔疮。

作者小档案

林国乐，2007年毕业于北京协和医学院，获医学博士学位。现任北京协和医院基本外科结直肠专业组主任医师。主要研究方向为结直肠外科和肛肠外科，尤其是结直肠肿瘤的临床与基础研究。

脚崴了到底是不是个事？

钱军 🐾

　　就像喝水不小心呛着了一样，崴脚这件事实在太常见了，无论是穿着高跟鞋的姑娘还是移动跳跃中的小伙，几乎每个人都或多或少的经历过。下面简单地说说到底崴脚是不是个事。

　　想讲清楚崴脚，要先从踝关节及足部的解剖结构讲起。我们的踝关节最主要包括三块骨头，即小腿侧的胫骨、腓骨及足侧的距骨。胫骨在内侧，腓骨在外侧，而且相对比胫骨更长些，所以崴脚更容易向内侧崴，医学上称为"内翻"。过度的内翻会拉伸，甚至损伤外侧结构。

　　维持踝关节外侧稳定的结构可以分为静力结构和动力结构。

静力结构与崴脚

　　静力结构主要指外侧副韧带。这个韧带从腓骨尖发出，分成三束近乎前后方向成扇形止到脚面的外侧。当崴脚内翻时，外侧副韧带会承受很大的被动拉伸力，这个拉伸力过大就会损伤外侧的静力稳定结构。

　　如果受伤时是纯粹的内翻机制，那么往往不是外侧副韧带的三束损伤，而是外侧副韧带的腓骨尖止点损伤并带着一小片骨片被撕下来，医学上称"外踝撕脱骨折"具体见图7，就像我们拔草一样，总是把草拔断而很难连根拔起，因为草的根系分散而把持力较强。

　　但是崴脚不一定是纯粹内翻，往往还会合并着过度的屈伸和旋转，这样一来情况就更复杂些，从而可能导致外侧副韧带的不同束单独或者混合撕裂损伤，还可能导致踝关节的各种骨折，图8即较为少见的外侧副韧带三束损伤。

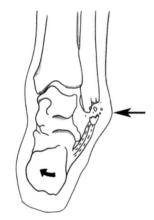

图 7　腓骨尖止点损伤带着一小片骨片被撕下来

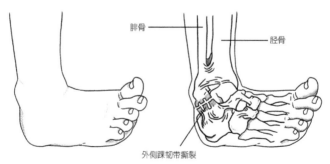

图 8　较为少见的外侧副韧带三束损伤

动力结构与崴脚

此外踝关节外侧还有动力结构用于维持稳定，其中比较有意思的是腓骨长短肌。

这块肌肉沿着小腿外侧从腓骨尖的后方绕过，然后其中的短头或者叫腓骨短肌终止到脚面后方外侧，医学上叫"第五跖骨基底部"。内翻崴脚时身体出于自我保护机制，腓骨长短肌强烈收缩试图维持踝关节的外翻稳定性，但是如果最终过度内翻，肌肉的强大收缩不仅没帮上忙，还会直接把止点拽成骨折，医学上称为"第五跖骨基底部骨折"，具体见图9。

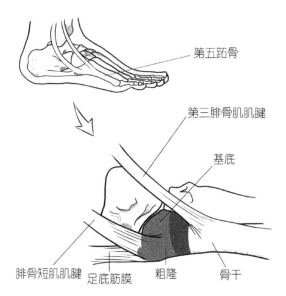

图9　第五跖骨基底部骨折

崴个脚竟然还有这么多事！所以说"崴脚虽常见但并不一定简单"。无论是骨折还是韧带损伤撕裂，如果不及时处理都可能导致今后的踝关节慢性不稳定而给行走和运动带来巨大的苦恼。

到底哪些迹象表明可能崴脚比较严重呢？

1. 一下地行走就剧烈疼痛甚至无法行走。

2. 外侧突起的腓骨尖或者脚面外侧偏后方局部明显的按压痛。

3. 踝关节及脚面外侧的显著肿胀，甚至皮下淤血。

4. 轻微踝关节内翻动作诱发明显的外侧疼痛。

如果有这些迹象都提示可能不是个简单轻微的崴脚，小伙伴们还是赶快坐上轮椅或者拄上拐去医院吧！

作者小档案

钱军，1999年毕业于北京协和医学院八年制临床医学专业，获医学博士学位。现任北京协和医院骨科副主任医师。擅长各种颈、胸腰椎疾病的诊治以及关节镜微创手术。